34, 80

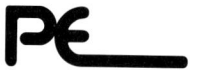

Kerstin Dorés Rosenberg

Das Ayurveda-Ernährungsbuch

Essen nach Gottes Plan

VERLAG PETER ERD · MÜNCHEN

Die Deutsche Bibliothek – CIP-Einheitsaufnahme

Kerstin Dorés Rosenberg:
Das Ayurveda-Ernährungsbuch:
Essen nach Gottes Plan / Kerstin Dorés Rosenberg.
– München: Erd, 1994
ISBN 3-8138-0315-5

Umwelthinweis:
Alle bedruckten Materialien dieses Buches sind
chlorfrei und umweltfreundlich.

Umschlaggestaltung: B.K.S. Werbeagentur GmbH
Fotos: Jens Liebrecht und Aspe Rosenberg
Lektorat: Ulrike Y. Schmid
Copyright © Verlag Peter Erd, München 1994
Alle Rechte, auch die des auszugsweisen Nachdrucks,
der Übersetzung und jeglicher Wiedergabe, vorbehalten.
Fotosatz: vwi typo, Herrsching
Druck und Verarbeitung: Polygraf Prešov
Printed in Slovakia

ISBN 3-8138-0315-5

Inhalt

TEIL I

Einführung

Annäherung an eine neue Ernährung

Viele Menschen, mit denen ich täglich zu tun habe, möchten ihre geistigen und spirituellen Fortschritte auch auf ihre Ernährung ausdehnen. Für sie und für alle, die ganzheitlich leben und essen wollen, habe ich dieses Buch geschrieben. Es beruht auf dem Wissen und der Inspiration von Sai Avatar Mahindra[1], der mich über viele Jahre hinweg in einer Ernährungslehre unterwies, die auf den Grundlagen des »Ayurveda« beruht. Die Lehre des Ayurveda kommt aus Indien. Übersetzt bedeutet Ayurveda, die Wissenschaft vom langen Leben. Das Wort ist zusammengesetzt aus den beiden Sanskrit-Silben »Ayur« = Leben und »Veda« = Wissen. Die in unserer Kultur weit fortgeschrittene Trennung von Körper, Geist und Seele hat im Ayurveda nie stattgefunden. Die alten Rischis, die Weisen des Himalaya, sahen den Menschen immer als eine Einheit von Körper, Geist und Seele. Ihr tiefes Wissen um die Ganzheit des Menschen, ließ sie erkennen, daß natürliche Harmonie nur erreicht werden kann, wenn die Beseitigung der Disharmonie alle Bereiche unseres Seins umfaßt.

Es gibt drei klassische Ayurveda-Traditionen. Erstens die ayurvedischen Behandlungsweisen, wie z. B. die schon vor Jahrtausenden praktizierte Chirurgie und die kunstvollen Öl-Massagen, welche den Energiefluß im Körper harmonisieren, zweitens die hochwirksamen ayurvedischen Heilmittel und Kräutermixturen und drittens – die Ernährung. Schon in den alten Schriften beklagten sich die ayurvedischen Ärzte: »Was sollen alle Therapien nützen, wenn die Ernährung des einzelnen nicht stimmt«. Deshalb wurde großer Wert auf die Zusammenstellung und Zubereitung der Speisen gelegt. Auch gibt es

---

[1] Sai Avatar Mahindra ist ein großer spiritueller Meister, ein Heiliger, der seit 25 Jahren im Westen lebt und lehrt. Damit sich die traditionellen Techniken des Yoga im westlichen Menschen entfalten können, entwickelte er unter anderem auch eine Ernährungslehre als Grundlage für spirituelles Wachstum.

unzählige altüberlieferte Hausmittel für jede Art von Beschwerden. Genaue Diät-Informationen findet man allerdings nicht in den alten Schriften. Was für Diätvorschriften hätten auch existieren sollen? Es gab vor Tausenden von Jahren weder Limonade noch Fertigmenüs, weder Geschmacksverstärker noch Fast-Food.

Um die Ernährungslehre des Ayurveda auf unsere Zeit, unsere heutigen Probleme und Bedürfnisse übertragen zu können, stütze ich mich deshalb auf das Wissen von Sai Avatar Mahindra.

Da sich Sai Avatar Mahindra immer wieder lange Zeit in Europa aufhält, gelang es ihm, die Grundgedanken des Ayurveda auf die Lebens- und Eßgewohnheiten des Westens zu übertragen. Je öfter ich miterlebe, wie viele Menschen durch seine Ernährungslehre von ihren Beschwerden, ja sogar von schweren Krankheiten befreit wurden, desto dringlicher erschien es mir, den Mahindra-Ayurveda allen interessierten Menschen zugänglich zu machen. Die Regeln und Gesundheitstips dieser Ernährungslehre lassen sich leicht in unseren Alltag einbauen, die vielen Speisen und Rezepte sind äußerst wohlschmeckend und einfach zuzubereiten.

Im Mahindra-Ayurveda erhalten unsere Mahlzeiten wieder ihre Rolle als Vital- und Lebensspender zurück. Unsere tägliche Nahrung ist dazu da, den Körper gesund, vital und leistungsfähig zu halten und ihn im Fall einer Krankheit zu stärken. Schon die Auswahl und Zusammenstellung der Nahrungsmittel ist wichtig, damit die Speisen vom Körper vollständig aufgenommen und jede einzelne von unserem Verdauungssystem bestmöglich verwertet werden kann. In der Mahindra-Ernährungslehre wird der Körper darüber hinaus aber auch mit allen wichtigen Mineralien, Vitaminen und Enzymen versorgt. Sie helfen dem Körper, sich zu reinigen, indem sie die Ausscheidung von Giftstoffen anregen und die Zufuhr weiterer Schlacken vermeiden.

In meine Ernährungsberatung kommen viele Menschen, die bewußter leben wollen. Sie leiden unter Energiemangel, Blähungen, Magenschmerzen, Völlegefühl – sie wissen nicht mehr, was sie essen sollen. Immer wieder beobachte ich mit Staunen, was für einen großen Einfluß die Umstellung der Ernährung auf das Leben meiner Klienten hat: Sie werden aktiver und leben bewußter, Verdauungsbeschwerden verschwinden, überflüssige Pfunde fallen, innerhalb kürzester Zeit wirken sie jünger und strahlender.

Mir selbst hat der Mahindra-Ayurveda geholfen, meinen Körper schätzen und lieben zu lernen. Jahrelang war mir mein Körper fremd, ich mochte ihn nicht. Auch heute noch laufen emotionale Schwankungen bei mir über die Ernährung. Ich weiß, welche unendliche Wichtigkeit ein Schokoriegel als Trost oder als Belohnung haben kann, und das hilft mir, meine Klienten zu verstehen. Durch den Mahindra-Ayurveda habe ich inzwischen einen Weg gefunden, meinen Körper liebevoll anzunehmen und die ihm eigene höchst individuelle Schönheit zu erkennen.

Als Mutter von zwei Kindern und ayurvedischer Köchin auf vielen Seminaren erhalte ich aber auch Rückmeldungen von anderen. Immer wieder freue ich mich daran, wie positiv das delikate Essen des Mahindra-Ayurveda auf die Gemütslage meiner Familie, meiner Freunde und Seminarteilnehmer wirkt. Nach ayurvedischer Auffassung ist Gesundheit ein Zustand voller Lebensenergie, Widerstandskraft und innerem Glück. Dieses Buch soll all meinen Lesern helfen, diesem wunderbaren Zustand ein wenig näherzurücken.

Ein Tropfen bringt das Faß zum Überlaufen

Eine gesunde Ernährung dient auch dazu, den Organismus stabiler und widerstandsfähiger werden zu lassen. Täglich wird unser Körper einer hohen Belastung durch Schadstoffe, Strahlen und Gifte in der Luft und in der Nahrung ausgesetzt. Viele unserer Lebensmittel sind denaturalisiert, das heißt, sie sind durch Zusatzstoffe so stark verändert worden, daß sie ihre ursprünglichen Eigenschaften verlieren. Statt Energiereserven aufzubauen, raubt solche Nahrung Energie. Oft schaffen wir selbst noch zusätzlich Belastungen durch Rauchen, Alkohol oder andere Aufputschmittel. Auch eine schlechte Atmosphäre am Arbeitsplatz oder innerhalb der Familie kann unsere körperlichen Energiereserven erschöpfen.

Vergleicht man den Körper mit einem Faß, so sind all diese Faktoren einzelne Tropfen, die irgendwann das Faß zum Überlaufen bringen. Manche Menschen können den vielen Belastungen jahrelang trotzen, doch irgendwann sind die körperlichen Energiereserven völlig erschöpft, das Faß läuft über.

»Mein Opa rauchte jeden Tag 60 Zigaretten, lebte nur von Schweinefleisch und Kartoffeln und aß jeden Tag eine Tafel Schokolade. Er wurde 89 Jahre alt und war kerngesund – bis zum Schluß. Du lebst nur von Obst, Gemüse und Körnern und hast schon wieder eine Erkältung!«

Das Argument ist berechtigt und verdient, daß man sich damit beschäftigt. »Opa«, der scheinbar unbekümmert Raubbau an seiner Gesundheit betrieb, lebte scheinbar beschwerdefrei und wurde uralt dabei. Der »Müsli-Esser«, der sich bewußt ernährt, Sport treibt, seinen Körper hegt und pflegt, läuft dauernd mit einem Schnupfen herum. Warum? Opa besaß wahrscheinlich ein sehr großes Faß. Es dauerte lange, bis es so voll war, daß es überlief. Der »Müsli-Esser« aber hat von Natur aus nur ein sehr kleines Faß, das schnell überläuft. Er hat jedoch die Möglichkeit, sein eigenes Faß zu vergrößern und größere Energiereserven aufzubauen.

Wie groß das eigene Faß ist, weiß keiner von uns. Möglicherweise bekommen wir die Rechnung für all die Belastungen, denen wir uns aussetzen, erst sehr spät. Vielleicht liegt die Rechnung aber auch früher als erwartet auf dem Tisch – in Form einer chronischen oder bösartigen Erkrankung. Dabei ist unser Organismus durchaus nicht so gebaut, daß jede Belastung ihn ins Straucheln bringt. Gott hat unseren Körper mit einzigartigen Kräften ausgestattet: er hat die Fähigkeit, sich den meisten Lebensumständen anzupassen, sich von angesammelten Giften und innerem Schmutz zu reinigen und unaufhörlich abgenutztes Zellgut durch frisches zu ersetzen und dadurch sämtliche andere Systeme in Gang zu halten. Bekommt er jedoch nicht mehr genügend Aufbau-, Brenn- und Vitalstoffe, beginnt der Körper zu altern. Er lagert dann all die sogenannten Stoffwechselschlacken und Gifte im Gewebe ab. Die Zellerneuerung läßt nach. Der Immunschutz wird durchlässig, die Organfunktionen werden schwächer, die Verdauung ist gestört. Der Wiederaufbau von Energiereserven, verbunden mit einer Wiederherstellung der Immunkraft, wird notwendig. Dies ist jedoch nicht von heute auf morgen möglich – zumal, wenn das Körperfaß von Kindheit an mit belastenden Tropfen gefüllt wurde.

Viele Menschen werden bereits mit einer schwachen Konstitution geboren. Streß, falsche Ernährung, schlechtes Erbgut, Umweltbelastung führen zu weitverbreiteten Krankheiten wie Allergien, Darmpilzen, Nahrungsmittelunverträglichkeit, Diabetes. Es scheint sogar, daß unser Organismus von Generation zu Generation für diese Krankheiten anfälliger wird. Offensichtlich wird unser Körperfaß durch eigene und Umweltbelastungen immer kleiner. Schon wenige Tropfen reichen aus, um es zum Überlaufen zu bringen.

Ein Grundgedanke des Mahindra-Ayurveda ist: »Der erste Tag der Krankheit ist der Tag, an dem wir von Gottes Gesetzen abweichen, wir mehr Energie verbrauchen, als wir durch unsere Nahrung und den Atem erhalten.«

Wenn wir uns falsch ernähren, erfordert die Verdauung dieser Nahrung mehr Energie als eigentlich dafür vorgesehen. Gleichzeitig meldet der Körper einen erhöhten Energiebedarf, weil die Nahrung diesen Bedarf nicht gedeckt hat. Energiereserven müssen angezapft werden. Nach einer Weile reagiert der Körper darauf mit Müdigkeit, Lustlosigkeit und Völlegefühl.

Der Mahindra-Ayurveda hingegen ist mit seinen Basisregeln so aufgebaut, daß unserer Nahrung wieder ihre ursprüngliche Funktion als Energiespender und Träger von Aufbaustoffen zukommt. Ziel der ayurvedischen Ernährung ist nicht nur, das Körperfaß wieder zu leeren, sondern auch das Faß zu vergrößern. Innerhalb einer solchen Umstellung der Lebenskost wird die Reserveenergie des einzelnen von Grund auf erneuert.

Ernährung nach Gottes Plan

Die Jahrtausende alte Wissenschaft des Ayurveda, die vedische Lehre vom alltäglichen Leben, sieht den Menschen als ein universelles Wesen, dessen Gesundheit und innere Ausgeglichenheit von seinem energetischen Gleichgewicht abhängt. Die Weisheiten des Ayurveda entstammen der Blütezeit der indischen Hochkultur vor etwa 5000 Jahren. Seitdem wurden die geheimen Prinzipien und Rezepturen zur Harmonisierung von Körper, Geist und Seele mündlich an ausgesuchte Rischis weitergegeben. Erstmals wurden sie vor etwa 3000 Jahren in den heiligen Schriften der Veden niedergelegt. Der Ayurveda versteht den Menschen als eine selbständige Einheit von Körper, Geist und Seele. Die Einheit ist jedoch kein starres Gefüge, sondern ein dynamisch verwobenes Ganzes. Das heißt, der Geist kann den Körper in gleichem Maße beeinflussen, wie umgekehrt der Körper den Geist beeinflussen kann. Ein gestörtes Verdauungssystem kann körperliche Beschwerden hervorrufen, es kann aber auch ein geistiges Ungleichgewicht bewirken, das in Trägheit, Depression, Konzentrationsschwäche oder Nervosität mündet. Ein gesunder und kraftvoller Organismus dagegen kann auf unser Gemüt und unsere gesamte Einstellung zum Leben stabilisierend und erneuernd wirken. Dieses Wechselspiel der verschiedenen Ebenen des Seins findet in der ayurvedischen Ernährung besondere Beachtung, denn Ziel des Ayurveda ist immer die Harmonisierung aller dem Menschen innewohnenden Kräfte.

Nach dem Ayurveda hat jeder Mensch eine eigene Konstitution, die in ihrer Zusammensetzung persönlich und einzigartig ist. Es gibt jedoch drei Grundkräfte: diese heißen *Vata*, *Pitta* und *Kapha*. Diese drei Grundkräfte, auch *Tri-Doshas* genannt, können wir als Körpersäfte oder biologische Prinzipien verstehen. Sie müssen in unserem Körper in einem bestimmten, ausgeglichenen Verhältnis zueinander stehen, wenn wir gesund sein wollen. In jedem Menschen wirken alle drei Doshas, jedoch in unterschiedlicher Stärke; so entstehen drei reine Konstitutionstypen und sieben Mischtypen.

Aus ayurvedischer Sicht ist Gesundheit nicht etwa das Fernbleiben von Krankheit, sondern das ideale Gleichgewicht der drei Doshas. Der bewußte Umgang mit diesen Kräften ist der Schlüssel zu einer Erneuerung auf allen Ebenen des Seins. Denn erst, wenn Körper, Geist und Seele sich im Einklang befinden, kann sich auch die Spiritualität im Menschen zur Blüte entfalten.

Die einzelnen Körpersäfte *Vata, Pitta* und *Kapha* lassen sich übersetzen als *Luft, Galle* und *Schleim.*

Vata ist Luft und entspricht daher den Elementen Luft und Äther (Raum). Luft steht für das Prinzip aller Bewegungen im Körper. Deshalb wird *Vata* im Körper die Atmung, der Kreislauf und das Nervensystem zugeordnet. Auch unsere Geist- und Energiekörper sind *Vata.*

Pitta ist Galle und gehört dem Element Feuer an. Unser Stoffwechsel und das Verdauungssystem sind ein wesentlicher Teil von *Pitta.* Grundsätzlich kann man sagen, daß die gesamte Aufnahme und Verwertung von Nahrung, Flüssigkeit und Atemenergie unter das Dosha *Pitta* fällt.

Kapha ist Schleim und entspricht den Elementen Wasser und Erde. Unsere innersten Strukturen, wie Zell-, Muskel-, Fett- und Knochenaufbau werden dem *Kapha*-Prinzip zugeordnet, aber auch unser Lymph- und das Immunsystem sind *Kapha.*

Bereits vor Jahrtausenden hat man die Zusammenhänge der drei Doshas *Vata, Pitta* und *Kapha* innerhalb der verschiedenen Mechanismen in unserem Körper beobachtet. Dabei wurde festgestellt, daß diese Kräfte durch falsche Ernährung oder starke seelische Belastung aus dem Gleichgewicht geraten.

Jeder von uns hat das schon an sich selbst erlebt. In extremen Streßsituationen, bei zu wenig Schlaf, unregelmäßigem Essen und starker seelischer Belastung scheint der Organismus aus den Fugen zu geraten. Die drei Doshas befinden sich auf einer rasanten Berg- und Talfahrt. Wie gut tun dann ein Spaziergang im Wald, schöne Musik, ein knackiger Salat oder ein paar bewußte, tiefe Atemzüge. Diese Dinge versorgen unseren Körper wieder mit neuer, universaler Lebensenergie, die wir für einen stabilen Kräftehaushalt benötigen.

Im Ayurveda besitzt jeder Mensch seine eigene Konstitution »Prakruti«, die von Geburt an festgelegt ist. Diese Konstitution bildet sich aus einer unendlichen Kombination der drei erwähnten biologischen Kräfte *Vata*, *Pitta* und *Kapha*. Unser Energiehaushalt kann daher individuell von ganz verschiedenen Dominanzen beherrscht bzw. verwaltet werden. Man spricht deshalb von verschiedenen Konstitutionstypen, z. B. vom Vata-Typ oder einem Pitta-Kapha-Mischtyp, usw. Diese Neigungen oder Dominanzen bestimmen letztlich unser ganzes Wesen – unseren Körperbau, unser Temperament und auch unsere Anfälligkeit für ganz bestimmte Krankheiten. Aber auch alle Stoffwechselvorgänge, wie die Aufnahme, Verarbeitung und Verdauung der Nahrung unterliegen dem Einfluß der jeweiligen Konstitution. So werden je nach Typ dieselben Lebensmittel einfacher oder schwerfälliger im Körper verdaut. Das Wissen um den direkten Einfluß unserer Nahrung auf das Gleichgewicht der Doshas ist das Geheimnis des Mahindra-Ayurveda. Ein Kapha-Typ, der eine Neigung zu Übergewicht, fetter Haut und innerem Phlegma besitzt, kann diese Mangelerscheinungen leicht ausgleichen, indem er sich entsprechend seiner Konstitution ernährt. Jede Konstitution hat ihre starken und schwachen Seiten, auf die der Betreffende unbedingt eingehen sollte. Ein Kapha-Typ z. B. sollte sich morgens mit einer leichten Obstmahlzeit begnügen, möglichst alle fettigen Speisen (Frittiertes und Gebratenes) ebenso wie Süßes (Sahnetorten, Schokolade, Pudding) von seinem Speiseplan streichen und abends nach 20 Uhr nichts mehr zu sich nehmen.

Die verschiedenen Konstitutionstypen reagieren aber auch auf störende Einflüsse von außen sehr unterschiedlich. Der Körperhaushalt des Vata-Typs gerät bei allen energetischen und nervenbedingten Störungen schnell aus dem Gleichgewicht. Streß oder Streitgespräche beim Essen, innere Unausgewogenheit, eine neue Umgebung oder auch unreine Nahrungsmittel machen sich beim Vata-Typ sofort bemerkbar durch Unwohlsein, Verstopfung und starke Nervosität.

Ist der Pitta-Typ emotional angespannt oder beruflich überfordert, wird sich das eher äußern durch Übersäuerung, Kopfschmerzen, Magenkrämpfe oder Sodbrennen. Bei Menschen mit einem starken Pitta-Anteil reagiert bei Belastungen zuerst der Magen und das Verdauungssystem.

Der Kapha-Typ ist von seiner Konstitution her am unempfindlichsten. Er kann so ziemlich alles vertragen ohne direkte Beschwerden zu bekommen. Seine Symptome, wie z. B. Schwergewichtigkeit und Trägheit auf körperlicher und geistiger Ebene zeigen ihre negativen Wirkungen erst auf Dauer.

Ein Mangel an Vitalität, Immunkraft und seelischer Ausgeglichenheit geht jedoch immer mit einer Disharmonie des individuellen Kräftehaushaltes einher. Oft ist es nicht leicht zu erkennen, welches Element nun gerade aus dem Gleichgewicht geraten ist. Das Übermaß eines Doshas bewirkt bereits ein Ungleichgewicht für die beiden anderen. Deshalb ist es wichtig, bei einem Ungleichgewicht der Doshas dasjenige zu orten, welches für die Verschiebung des gesamten Kräftehaushaltes verantwortlich ist. Nur so läßt sich ein sinnvoller Ernährungsplan für den Einzelnen erstellen.

Ein individueller Ernährungsplan, der auf die Konstitution, den Stoffwechsel und die Lebensgewohnheiten zugeschnitten ist, läßt sich jedoch nur im Rahmen einer persönlichen Ernährungsberatung ausarbeiten.

(Ernährungsberatungen, die nach dem Mahindra-Ayurveda arbeiten, finden Sie im Anhang.)

Die Doshas, ihre Funktionen, Eigenschaften und Symptome

	VATA	PITTA	KAPHA
Eigen-schaften	leicht, trocken beweglich, rauh, flink, kalt, alles durchdringend	heiß, scharf, sauer, beweglich	schwer, weich, ölig, schleimig, süß, unbeweglich
Funktion	Blutzirkulation, Atmung, Ausscheidung, Hirnfunktion, Angst, Trauer, Begeisterung, Schmerz, Bewegung, Aktivität	Sehkraft, Körperhitze, Hunger, Durst, Weichheit und Körperglanz, Heiterkeit, Intellekt	bildet die feste Körperstruktur, Festigkeit, Schwere, Potenz, Stärke, Duldsamkeit, Zurückhaltung
Symptome bei Über-höhung	trockener und übler Geschmack im Mund; steifer, schmerzender Körper; Appetitlosigkeit; Magenschmerzen; trockene Haut; dunkler Stuhl; Schlaflosigkeit; Gähnen, Zittern, Schluckauf; ängstliches und zurückgezogenes Verhalten	starkes Schwitzen; Körpergeruch; viel Hunger und Durst; Hautentzündungen und -Risse; Akne, Herpes; Unzufriedenheit; Ärger	Schläfrigkeit; süßer Geschmack im Mund; übermäßige Speichelbildung; Müdigkeit, Abgespanntheit, Schlaffheit; Niedergedrücktheit, Depression; Gefühl von Schwere im Körper

Die drei Grundtypen

Vata-Typen

Vata-Typen sind meist sehr schlanke, drahtige und kreative Menschen. Sie besitzen einen wachen, beweglichen Geist, eine rasche Auffassungsgabe und sind körperlich aktiv.

Durch ein Übermaß an Vata-Energie treten bei ihnen jedoch auch schnell Anzeichen von Schwäche, Nervosität und Ängstlichkeit auf. Da Vata Luft ist, im Körper mit Bewegung gleichgesetzt wird und sich dies in der Atmung, im Kreislauf und im gesamten Nervensystem ausdrückt, finden sich Vata-Störungen auch immer in diesen Bereichen des Körpers. Nervöse Beschwerden, geistiges Chaos, Konzentrationsschwäche, Kreislaufbeschwerden, schmerzende Gelenke sowie kalte Hände und Füße sind typische Symptome für Vata-Störungen.

Der Sitz des Vatas befindet sich im Dickdarm sowie in jeder Zelle, wodurch sich auch die große Sensibilität des Vata-Typs im Darmbereich erklärt. Sobald Streß oder Unruhe in sein Leben kommen, leidet er unter Verdauungsbeschwerden, die sich als Verstopfung oder in festem, trockenem Stuhl zeigen. Auf Reisen hat der Vata-Typ oft gar keine Verdauung, nach übermäßigem Essen neigt er zu Blähungen, nach kalten Speisen überfällt ihn oft ein leichtes Frösteln. All diese Symptome werden Menschen mit einem ausgeprägten Vata-System nur allzu bekannt vorkommen.

Vata-Typen haben oft eine sehr klare Vision von ihrem Leben, auch und vor allem im spirituellen Bereich. Doch sobald irgend etwas dieses geistige Gefüge durcheinanderbringt, bricht der ganze Organismus zusammen. Erst wenn die Lebensmotivation wieder stimmt, kommt auch der Körper wieder in sein inneres Gleichgewicht.

Vata-Menschen sind von ihrer Anlage feinfühlig und sensibel. Für sie sind Regelmäßigkeit, Harmonie und Liebe im Leben mindestens ebenso wichtig wie Essen und Trinken. Wenn Sie ein zu starkes oder gestörtes Vata-System haben, achten Sie darauf, innerlich wie äußerlich immer warm zu sein. Bei körperlichen Beschwerden oder Schwäche werden Ihnen warme Bäder, eine heiße Milch vor dem

Schlafengehen und Speisen mit einer süßen, sauren oder salzigen Geschmackskomponente besonders wohl tun. Vermeiden sollten Sie alle kalten Speisen, wie z. B. Eiscreme und eisgekühlte Getränke, ebenso wie zu viel Joghurt, Gurken, Tomaten, Melonen oder Rohkostsalate Ihnen auf Dauer schaden können. Im Urlaub werden Sie das warme, feuchte und sonnige Klima besonders lieben, und auch Ihre Gefühlslage wird sich in dieser Atmosphäre als sonnig, heiter und unbeschwert beschreiben lassen.

In der Tiefe Ihres Herzens sind Sie ein unverbesserlicher Romantiker – geben Sie Ihrer Gefühlswelt das, was sie braucht, um innerlich warm und ausgeglichen zu sein. Schöne Musik und Bilder, helle, harmonische Farben und ein liebevoller Umgang mit sich und den Menschen in Ihrer Umgebung, werden Sie auf ganzer Linie gesünder, glücklicher und stabiler machen.

Ein Beispiel:
Richard kam in meine Ernährungsberatung mit typischen Vata-Störungen. Als Geschäftsmann war er berufsbedingt viel auf Reisen. Er klagte über Schlaflosigkeit und Verdauungsbeschwerden, oft läge ihm das Essen wie ein Stein im Magen. Er hatte Blähungen und litt, wenn er unterwegs war, ständig unter Verstopfung. Auch äußerlich war Richard ein typischer Vata-Typ: Er war groß, schlank und blond, wirkte fahrig und übernervös.

Im Gespräch wurde uns klar, daß eine grundlegende Änderung seiner Lebensweise und Ernährung nicht möglich war, denn sein Job zwang ihn zum Reisen. Trotzdem wollte Richard versuchen, ein paar meiner Ratschläge umzusetzen:

Er sollte sich Zeit zum Essen lassen und die Speisen bewußt zu sich nehmen. Das hieß vor allem, keine Geschäftsverhandlungen mehr während des Essens zu führen. Ich riet ihm außerdem, zum Frühstück »Porridge« zu essen, den er in jedem Hotel bestellen kann. Mittags sollte er von der Karte nur leicht Verdauliches, zum Beispiel gedünstete Speisen wählen und alle schwer verdaulichen Soßen (Sauce béarnaise, hollandaise, usw.) weglassen. Außerdem empfahl ich ihm ein paar leichte Entspannungsübungen.

Richard kam noch ein zweites Mal in die Beratung, dann hörte ich nichts mehr von ihm, bis er mich nach vier Monaten anrief und mir erzählte, wie gut es ihm ginge. Die meisten seiner Beschwerden waren verschwunden, er fühlte sich gelassener, gesünder und sein ganzes Leben hatte eine neue Qualität bekommen. Die Entspannungsübungen gefielen ihm so sehr, daß er sich für Meditation zu interessieren begann.

Neigungen/Charakterbild
- rege, sehr flink
- spricht und bewegt sich schnell
- ist leicht reizbar
- friert leicht, auch nach dem Essen
- grobe Haare und Fingernägel
- Gelenkschmerzen
- trockene Haut
- Magerkeit
- Blähungen
- Empfindlichkeit der Verdauungsorgane und Darmbeschwerden, besonders bei Streß, Ärger, seelischen Belastungen und Nervosität

Sollte vermeiden
- Fasten
- Kälte
- übermäßige Bewegung
- langes Aufbleiben
- Regenwetter
- Genuß überreicher und zerkochter Nahrung
- Streß
- morgens zu viel Obst
- zu viele kalte Speisen und Getränke
- alle chemischen Lebensmittelzusätze, Geschmacksverstärker

Sollte bevorzugen
- in Ruhe und Liebe essen
- ein regelmäßiger Lebensrhythmus
- ausreichend Schlaf
- liebevoll sein
- warme Milch vor dem Schlafengehen
- warme Bäder
- Einläufe und Darmspülungen
- Öl-Massagen

Pitta-Typen

Menschen mit einem starken Anteil von Pitta sind wahre Energiebündel. Entscheidungsfreudigkeit, Flexibilität, Willensstärke und Selbstverantwortung zeichnen den Pitta-Typen aus. Geht jedoch etwas gegen seinen Willen, wehrt er sich dagegen mit beispielloser Sturheit. Pitta heißt übersetzt Galle, die ihr zugeordneten Elemente sind Feuer und Wasser. Deshalb herrscht Pitta über den gesamten Verdauungsapparat, einschließlich Magen, Dünndarm und Enzymsystem. Pitta-Störungen werden sich überwiegend in diesen körperlichen Bereichen zeigen. Unersättlichkeit, Heißhunger, Sodbrennen bis zur Übersäuerung und Magenreizung sind typische Pitta-Störungen.

Sind Sie ein Mensch mit einer Pitta-Konstitution, so erreichen Sie für die Harmonisierung Ihres Kräftehaushaltes besonders viel, wenn Sie Ihre Emotionen beruhigen und die Funktionen Ihres Körpers exakt kennenlernen. Ihr Hang zu Leidenschaft, Zorn und starken Gefühlsschwankungen bringt das ganze Verdauungssystem in Rage. So manifestiert sich Streit und Ärger für Sie auch sehr körperlich, und Ihnen geht wortwörtlich »die Galle hoch« oder es geht Ihnen »an die Nieren«.

Sie sind außerordentlich fleißig, leistungsstark und ausdauernd. Ärgern Sie sich nicht, wenn andere Menschen da nicht mithalten können, sondern seien Sie einfach froh und stolz über Ihre persönliche hohe Belastbarkeit. Meditation, viel Bewegung und Lachen helfen Ihnen, Ihre überschüssigen Energien zu harmonisieren und diese für sich – statt gegen Sie – zu nutzen.

Alle säuernden Speisen wie Essig, Zitrusfrüchte, Tomaten, Kaffee und Alkohol sollten Sie in Ihrem Speiseplan reduzieren, aber auch scharfe Lebensmittel wie Chili, Knoblauch und Meerrettich können Ihre inneren Unausgewogenheiten verstärken. Sie werden spüren, wie sich Ihr Gemüt und Körper durch eine harmonische Ernährung mit viel Obst, Gemüse und Salat dauerhaft beruhigen und in Einklang kommen.

Ein Beispiel:
Elisabeth ist 46 Jahre alt und Sekretärin. Sie sieht äußerst attraktiv aus, hat einen sehr schönen Körper, rotblonde Haare, eine gut durchblutete Haut, wirkt lebhaft und spritzig. Als sie mich in der Ernährungsberatung aufsuchte, klagte sie über Migräneanfälle. Sie fühlte sich sehr leicht ungerecht behandelt und neigte dann zu wütenden Anfällen und Hysterie. Sie hatte oft Magenschmerzen und Sodbrennen und litt unter Magenschleimhautentzündungen.

Elisabeth ist vom Grundtyp her Pitta, daher riet ich ihr, toleranter zu werden, sich nicht so schnell aufzuregen und alle sauren Speisen – also Zitrusfrüchte, Ananas, Orangen, Granny-Smith-Äpfel – von ihrem Speiseplan zu streichen. Ebenso sollte sie keine scharfgewürzten Gerichte mehr essen. Ich bat sie, ihren Kaffeekonsum zu drosseln, statt dessen viel kaltes Wasser zu trinken und viel gekochtes Getreide, Reis und Rohkost zu essen, um ihr Enzymsystem zu stärken.

Nachdem Elisabeth diese Diät eine Weile lang beachtet hatte, reduzierten sich ihre Migräneanfälle. Sie fühlte sich insgesamt entspannter, ruhiger und gesünder, zudem waren ihre Verdauungsbeschwerden verschwunden.

Neigungen/Charakterbild
- neigt zu Übersäuerung des Magens
- Sodbrennen
- Kopfschmerzen, Migräne
- Heißhunger
- Gallenbeschwerden
- schwitzt leicht
- empfindliche Organe
- Leberflecke, Sommersprossen und Hautunreinheiten
- ist ungeduldig und hat wenig Ausdauer

Sollte vermeiden
- Sonnenbaden
- Ärger
- alle sauren Speisen wie: saures Obst, Sauerkraut, Rhabarber, Kefir, Buttermilch, Essig, Senf
- alle scharfen Speisen wie: Chili, Meerrettich
- Alkohol
- Fleisch

Sollte bevorzugen
- ausreichend Salat, Obst und Rohkost essen
- langsam essen und gut kauen
- regelmäßige Meditation
- fröhlich sein
- Geborgenheit
- kalte Bäder und Massagen
- kalte Getränke
- Naturjoghurt

Kapha-Typen

Viele Menschen, die beginnen, sich mit alternativen Ernährungsformen zu beschäftigen, haben eine Kapha-Störung. Sie leiden an Übergewicht und können trotz größter Anstrengung nicht abnehmen. Dieses Problem deutet schon einige wichtige Eigenarten des Kapha-Typen an. Kapha heißt übersetzt Schleim und wird den Elementen Erde und Wasser zugeordnet. Kapha-Menschen sind überdurchschnittlich beständig, innerlich stabil, mitfühlend, friedlich und liebenswert. Sie mögen keine Veränderungen, am liebsten soll alles so bleiben wie es immer war. Dementsprechend neigt auch ein Körper mit zuviel Kapha dazu, alles behalten zu wollen. So sammelt er im Laufe der Zeit große Mengen an Schleim, Schlackstoffen und Fettdepots an.

Körperliche Störungen treten häufig in Form von Stirnhöhlenentzündung, Verstopfung, Zuckerkrankheit und Anfälligkeit der Lunge auf. Im emotionalen Bereich können sich Neid, Gier, Anhaftigkeit und Depressionen breitmachen.

Für den Kapha-Typen stehen die täglichen Gaumenfreuden, Sicherheit und Bequemlichkeit im Vordergrund. Es ist sehr schwer für ihn, seine Eßgewohnheiten umzustellen, da er von seiner Natur aus den Sinnesgenüssen verhaftet ist.

Wichtig für ihn ist es, die alten Gewohnheiten Schritt für Schritt gegen neue und gesündere einzutauschen (zum Beispiel Trockenobst statt Süßigkeiten, schöne Musik statt Fernsehen, etc.)

Wenn Sie ein starkes Kapha haben, lernen Sie als erstes, Ihren Körper positiv anzunehmen. Erst wenn Sie Ihren Körper als wertvollen und schönen Teil von sich selbst akzeptieren, gewinnen Sie das nötige Selbstvertrauen, um Ihr Leben von Grund auf ändern zu können.

Körperübungen ohne Leistungsstreß (wie zum Beispiel Yoga), Singen, schöne Kleidung und geistige Anregungen helfen Ihnen, mehr Bewußtsein für sich und Ihren Körper zu entwickeln.

Versuchen Sie nicht, ab morgen Ihre Ernährung völlig umzustellen – sondern schleichen Sie Ihre neuen Lebensgewohnheiten durch die Hintertür ein. Kochen Sie ausgesprochen lecker (am besten mit indischen

Gewürzen, da diese anregend auf Ihren Stoffwechsel wirken), schon um Ihr Unterbewußtsein davon zu überzeugen, wie gut Gesundheit schmecken kann. Aber verzeihen Sie sich auch Ihre Ausrutscher mit Humor, Offenheit und ohne Schuldgefühle.

Ein Beispiel:
Edith kam sehr unglücklich in meine Ernährungsberatung. Sie war füllig, aber nicht dick und wog 68 kg bei einer Größe von 1,60 m. Sie hatte braune, lockige Haare und wirkte, wenn sie erzählte, gemütlich und nett.

Gleich zu Anfang erzählte sie mir, daß sie von Oktober bis März eine Art Winterschlaf hielte. Sie ging dann um acht Uhr abends ins Bett und schlief bis neun Uhr morgens, doch je länger sie schlief, desto müder wurde sie. Oft fühlte sie sich wochenlang zerschlagen und deprimiert. Edith besaß keinen Herd und ernährte sich fast ausschließlich von Kantinenessen. Da sie Buchhalterin war, bewegte sie sich am Arbeitsplatz nur wenig und zu Hause aß sie auffallend viel Schokolade und Süßigkeiten.

Nachdem sie zum zweiten Mal in meiner Ernährungsberatung gewesen war, kaufte sie sich einen Herd. Die Veränderung, die sich daraufhin vollzog, gehört für mich zu den erstaunlichsten, die ich je in meiner Beratung erlebte: Edith verlor durch die konsequente Einhaltung der ayurvedischen Ernährungslehre über zehn Kilo. Als typischer Kapha-Typ fand sie rasch heraus, daß sie große Freude am Kochen hatte und gewann einen vollständig neuen Freundes- und Bekanntenkreis durch die vielen Essen, die sie von jetzt an gab. Nach einiger Zeit lernte sie einen Mann kennen und heiratete. Sie begann außerdem, Sport zu treiben und auf ihre äußere Erscheinung achtzugeben. Heute ist Edith eine glückliche Frau, die soviel Lebenskraft, Energie und Liebe ausstrahlt, daß man sich automatisch zu ihr hingezogen fühlt.

Neigungen/Charakterbild
- Schwerfälligkeit im Essen, Sprechen und Handeln
- Unordentlichkeit
- Übergewicht
- Lymphstauungen im Gewebe
- Zellulitis, Hämorrhoiden, Krampfadern
- langsamer Stoffwechsel
- Völlegefühl
- Verstopfung
- Stirnhöhlenentzündung
- Beschwerden im Lungenbereich
- Depressionen

Sollte vermeiden
- fettige und ölige Speisen
- salzige Speisen
- süße Speisen (Zucker, Kuchen, Trockenobst)
- sitzende Lebensweise
- den Magen zu überladen
- zuviel Schlaf

Sollte bevorzugen
- viel Bewegung
- bittere und scharfe Speisen (wie Artischocken, Chicorée, Bockshornkleesamen und -keimlinge, Chili, Knoblauch, Meerrettich)
- sexuelle Betätigung
- viel singen
- genügend trinken
- mit reichlich Gewürzen und Kräutern kochen

Agni – das Verdauungsfeuer

Eine wichtige Stellung in der ayurvedischen Ernährungslehre nimmt Agni – das Verdauungsfeuer – ein.

Agni ist der Schlüssel für ein gesundes und langes Leben, denn es hilft uns, die in der Nahrung enthaltene Lebenskraft PRANA freizusetzen und für den Zell-Aufbau und die Revitalisierung des gesamten Organismus verfügbar zu machen.

Agni selbst ist in seiner Funktion dem Pitta sehr ähnlich und kann als dessen integrierter Teil angesehen werden. Die im Magen manifestierte verdauungsfördernde Hitze des Pittas ist das Verdauungsfeuer Agni, das von seiner Natur aus sauer und verdauungsanregend ist. Auf die Nahrung wirkt es zersetzend und auf Mikroorganismen, fremde Bakterien und Toxine im Magen, Dünn- und Dickdarm vernichtend. Im Ayurveda sagt man, solange unser Agni im ausgeglichenen Maße brennt, können alle Stoffwechselvorgänge der Zersetzung, Absorption und Assimilation reibungslos im Körper ablaufen.

Wenn unser Verdauungsfeuer Agni in ausreichendem Maß brennen soll, müssen sich die drei Doshas im Körper im Gleichgewicht befinden. Ist deren Gleichgewicht gestört, wird die gesamte Abwehr- und Verdauungskraft des Körpers in Mitleidenschaft gezogen: dann wird entweder zuwenig oder zuviel Agni erzeugt.

Im ersten Fall passieren selbst die nahrhaftesten Speisen den Verdauungtrakt nahezu ungenutzt. Bestandteile der Nahrung bleiben unverdaut im Dickdarm liegen und vergiften den Körper sozusagen von innen. Diese klebrigen und übelriechenden Schlackstoffe bezeichnet man im Ayurveda als *Ama*. Ama ist die Ursache vieler Krankheiten wie Arthritis, Diabetes, Herzerkrankungen, etc.

Im zweiten Fall brennt Agni so stark, daß der Betroffene von ständigem Hunger und Essensgelüsten geplagt wird. Die Energien des Körpers werden förmlich verheizt, was eine starke Verminderung der inneren Stabilität und Immunkraft zur Folge hat.

Eine Verminderung von Lebenskraft und Vitalität ist immer das Ergebnis einer Kräfteverschiebung der Doshas und der darauffolgenden Unausgewogenheit des Verdauungsfeuers.

Das Gleichgewicht der Körpersäfte ist jedoch in starkem Maße von der richtigen Zusammensetzung und Zubereitung der einzelnen Speisen abhängig. Nur mit einer energiereichen Nahrung kann das Agni langfristig gut arbeiten. Zudem sollten die verwendeten Nahrungsmittel durch richtige Anpflanzung, Pflege, Ernte, Herstellung und Lagerung reich an Vitalstoffen und Lebensenergie *(PRANA)* sein.

Unsere Ernährung spielt bei der Aufnahme von PRANA, der universellen Lebensenergie, eine wichtige, oft unterschätzte Rolle. In allem von Gott Geschaffenen ist PRANA gespeichert, welches wir für ein gesundes und ausgeglichenes Leben so dringend benötigen. Zusammen mit der bewußten Bewegung, Atmung und Entspannung des Yoga, schließt die ayurvedische Ernährung den Kreis, der uns auf körperlicher Ebene zu einem glücklichen Leben führt.

Der Mahindra-Ayurveda wurde auf der Grundlage dieser kosmischen Gesetzmäßigkeiten entwickelt. Er beseitigt das Ungleichgewicht zwischen den drei biologischen Kräften Vata, Pitta und Kapha und führt dem Organismus körperaufbauende Stoffe, Vitamine und Enzyme gezielt zu. Durch die gleichzeitige Verstärkung des Verdauungsfeuers Agni können diese ebenfalls voll aufgenommen und verwertet werden.

Lernen, sich selbst zu spüren

Bei einer Ernährungsumstellung brechen häufig emotionale Probleme auf. Deshalb möchte ich hier ein paar Hinweise geben, wie sich seelische Belastungen auf körperlicher Ebene ausdrücken können:

Alle unterdrückten Gefühle hinterlassen ihre Spuren in unserem Organismus. Angestaute Wut, unterdrückter Ärger oder sogar Haß verändern die Flora der Gallenblase, der Gallengänge und des Dünndarms, was lokale Reizungen, Entzündungen, Übersäuerung und damit eine Störung von Pitta zur Folge hat. Angst und starke Besorgnis können Blähungen und Veränderungen im Dickdarm nach sich ziehen, Kennzeichen für ein gestörtes Vata. Unterdrückter Neid, Gier und Anhaftigkeit lösen Kapha-Störungen im Körper aus.

Es ist durchaus möglich, daß ein Kapha-Typ eine Vata-Störung hat. In solch einem Fall ist es notwendig, zuerst diese Störung zu behandeln. Dann erst kann man auf die Konstitution des Kapha-Typs ausgleichend einwirken.

Da der Ayurveda die Wechselwirkung zwischen Gedanken, Gefühlen und körperlichem Wohlbefinden schon seit langer Zeit kennt, hat er viele Methoden und Techniken entwickelt, mit Hilfe derer wir lernen können, uns selbst bewußter zu erleben.

Sai Avatar Mahindra empfiehlt »Nirbija-Yoga« – eine Meditationstechnik, die uns beibringt, unsere emotionalen Prozesse und Gewohnheiten zunächst einmal zu beobachten.

Für den Anfang reicht es schon aus, vor dem Schlafengehen den Tag noch einmal gedanklich an sich vorbeiziehen zu lassen. Gab es Probleme oder sehr negative Gefühle innerhalb einer Situation, so sollten wir schauen, wo diese Gefühle herkommen. Vielleicht waren diese Gefühle berechtigt, dann sollten wir sie stehen lassen. Vielleicht waren sie aber auch unberechtigt und hatten viel mit uns selbst zu tun. Dann sollten wir daraus lernen. Genauso wichtig, wie das Anschauen unserer negativen Gefühle, ist es, uns diese zu verzeihen. Füllen Sie eine schwierige Situation mit Licht und Liebe aus – für sich selbst und für die anderen.

Für manche ist es hilfreich, eine häßliche Situation gedanklich umzuwandeln. Ein Streit, der Sie während des Tages belastete, endet am Abend in dem Gedankenfilm, in dem Sie selbst der Regisseur sind, mit einer hinreißenden Versöhnung. Durch die Beobachtung und Wahrnehmung unserer Gefühle wird uns der Ursprung unserer Gefühle klar. Wir beginnen unser Verhalten zu verstehen. Dies ist ein wichtiger Schritt auf dem Weg zur Bewußtwerdung.

Das regelmäßige Praktizieren dieser yogischen Technik kann bei einer Ernährungsumstellung große Hilfe leisten. Änderungen, egal auf welchem Gebiet, beginnen zunächst einmal im Kopf. Durch die Erfahrungen mit den verschiedenen Konstitutionstypen in meiner Ernährungsberatung habe ich folgende Feststellung gemacht:

Für den Vata-Typen ist es besonders wichtig, im geistigen Bereich an sich zu arbeiten. Der Pitta-Typ muß sich im Bereich der Gefühle neu orientieren. Der Kapha-Typ schließlich muß lernen, sich im körperlichen Bereich zu verändern.

Menschen mit einem starkenVata-Anteil haben ein hohes Ideal von sich selbst, von ihrem Partner, von der Welt, wie sie sein sollte. Selten läßt sich so ein hoher Anspruch befriedigen – der Vata-Typ muß also lernen, sich selbst und anderen gegenüber toleranter zu werden und seine geistigen Ansprüche mit der Wirklichkeit in Einklang zu bringen.

Der Pitta-Typ läßt sich zu stark von seinen Emotionen beherrschen. Entweder ist er zu leidenschaftlich und heißblütig – dann muß er lernen, sich zu mäßigen. Oder es kann auch sein, daß er seine Gefühle nicht herausläßt, während es im Inneren brodelt. In jedem Fall wird er sich mit seiner Gefühlswelt beschäftigen müssen.

Für den Kapha-Typ ist es besonders wichtig, seinen Körper innerlich wie äußerlich liebevoll anzunehmen, und mit Bewußtheit und Freude zu erleben.

Der von Kapha bestimmte Typ leidet häufig unter einem inneren Phlegma, welches von der Unterversorgung des Stoffwechsels herrührt. Die damit verbundene Oberflächlichkeit und Inflexibilität sind allerdings schwer mit körperlicher Vitalität zu vereinbaren. Deshalb ist es für den Kapha-Typ oft besonders schwer, seine Ernährung umzustellen und körperlich und geistig beweglicher zu werden.

Ein paar Ratschläge, die mir selbst auf meinem Weg zu einer gesunden, ganzheitlichen Ernährungsweise geholfen haben, möchte ich Ihnen noch ans Herz legen:

1. Beobachten Sie einmal, aus welchem Grund sich bei Ihnen Hunger, Appetit oder Gelüste auf etwas Bestimmtes – wie Süßigkeiten – einstellen. Überlegen Sie mal, warum Sie essen? Wer diktiert Ihren Speiseplan? Essen Sie häufig aus Frust, aus Langeweile, zur Streßbewältigung oder zur Entspannung? Wenn Ihr Eßverhalten dem Ausgleich innerer Gemütszustände dient, so sollten Sie sich zunächt einmal bemühen, dieses Verhaltensmuster aufzulösen.

2. Wenn es Sie oft nach Chips und Süßigkeiten gelüstet, beobachten Sie während des Essens einmal genau, was Ihnen eigentlich so gut an diesen Dingen schmeckt. Dann können Sie einen Versuch unternehmen, einzelne Nahrungsmittel auszutauschen. Ersetzen Sie Süßigkeiten und Kuchen durch Obst und Trockenfrüchte, knabbern Sie statt Chips und Cracker Nüsse und Samen, versuchen Sie anstelle von Cola und Limo, Frucht- und Gemüsesäfte zu trinken.

3. Manche Menschen verlangt es danach, sich nach einer Mahlzeit müde, träge und energielos zu fühlen. Andere lieben das flirrende Gefühl im Bauch, das bei einer Übersäuerung eintritt, wie es zum Beispiel der Fall ist, wenn man zuviel Kaffee getrunken hat oder sehr viel saures Obst ißt. In diesen Fällen sollte das Unterbewußtsein langsam umgepolt werden. Überzeugen Sie sich, wie schön es ist, nach wahrer Gesundheit zu streben.

4. Versuchen Sie, immer mit Freude zu essen. Die beste Nahrung wird durch schlechte Gedanken schwer verdaulich! Haben Sie deshalb keine Schuldgefühle, wenn Sie sich einmal nicht richtig ernähren. Wenn Sie Ihren Kuchen mit Liebe und Freude so richtig genießen können, bekommt er Ihnen besser, und Sie ziehen innere Befriedigung aus Ihrem»Ausrutscher«. Sie können danach schneller und leichtherziger wieder auf Ihre gesunde Kost umsteigen.

Vermeiden Sie deshalb Streit mit anderen über Ihre Lebensweise. Bei Familienfeiern, an Weihnachten oder im Restaurant sollten Sie sich überlegen, ob es nicht streßfreier und deshalb auch gesünder für Sie selbst wäre, alle Ernährungsregeln hinten anzustellen und sich selbst eine Ausnahme zu gestatten. Wenn Sie die Möglichkeit haben, Ihren eigenen Ernährungsprinzipien auch hier ganz natürlich treu bleiben zu können, freuen Sie sich. Wenn nicht, tragen Sie es mit Gleichmut und Gelassenheit!

Der Weg zu einem gesunden Leben beginnt nicht, indem man alle Brücken hinter sich abbricht, und sich selbst und andere mit falscher Disziplin erdrückt. Die innere Belastung, ein Dasein als Gesundheitsapostel, Körnerfresser und Außenseiter zu fristen, schadet unserer Gesundheit mehr, als in harmonischer Atmosphäre ein vielleicht nicht ganz so gesundes Essen zu genießen.

Wenn Sie sich selbst gegenüber tolerant sind und aus innerer Integrität heraus handeln, wird niemand Ihren Weg stören. Im Gegenteil: In einer orientierungslosen Zeit wie dieser, kann Ihr Verhalten für viele Suchende Anregung sein, selbst eine neue Richtung einzuschlagen.

5. Ein wichtiger Grundsatz des Mahindra-Ayurveda lautet: Jeder ist anders! Was dem einen guttut, kann dem anderen schaden. Lernen Sie daher, auf Ihren Körper zu hören. Vertrauen Sie auf seine Signale. Wenn Sie eine bestimmte Speise nicht vertragen, meiden Sie diese. Viele Menschen können erst, wenn der Stoffwechsel und das Agni stark sind, alle Speisen problemlos verdauen. Mit zunehmender körperlicher Regeneration und Entschlackung werden alle Unverträglichkeiten verschwinden. Dann können Sie unbeschwert alle Nahrungsmittel der ayurvedischen Küche verwenden.

6. Die Yoga-Philosophie sagt:»Angenehm ist, was gewohnt ist. Gut ist, was bewußt macht.«Obwohl sich dieses Zitat auf die inneren Gedankenstrukturen bezieht, gilt für die ayurvedische Ernährungslehre das Gleiche: Die Speisen, die man schon seit Jahren zu sich nimmt, kennt der Körper. – Sie sind ihm vertraut, er mag ihren Geschmack. Eine andere Ernährung kann diese Gewöhnung durchbrechen und vieles wird damit durcheinandergebracht. Hierin liegt jedoch die Chance zur Bewußtwerdung von Gewohnheiten und Prozessen, die immer wieder nach dem gleichen Muster ablaufen. In dieser Aufbruchsphase hat jeder, der seine Ernährung umstellt, die Chance, sich vieler schädlicher Mechanismen im seelischen wie im körperlichen Bereich gewahr zu werden. Nur so können wir durch eine bewußte Ernährung Körper und Geist reinigen.

Der gesunde Stoffwechsel

In der Philosophie der Veden heißt es:»Der Körper ist der Tempel der Seele«. Diesen von Gott geschenkten Tempel sollen wir ehren, pflegen und lieben. Die ayurvedische Ernährungslehre hilft uns dabei – und dies kann ein spannendes Abenteuer werden.

Viele moderne Gewohnheiten lassen sich jedoch nur schwer mit der ganzheitlichen Sicht des Ayurveda in Einklang bringen. Es ist deshalb leichter, die neuen Lebens- und Eßgewohnheiten Schritt für Schritt in den Alltag einzubauen. Versuchen Sie nicht, von heute auf morgen Ihr ganzes Leben umzukrempeln. So geraten Sie auch nicht in Gefahr, gleich das Handtuch zu werfen, wenn die erste Begeisterung nachläßt und Ausdauer, Disziplin und Mut an ihre Stelle treten müssen. Schleichen Sie ein paar neue Regeln in Ihr tägliches Leben ein – und beobachten Sie, wie Sie damit zurechtkommen. Ein paar langfristige Verbesserungen in der Ernährung sind für unsere Gesundheit und unser Wohlbefinden viel nützlicher als eine hypergesunde Roßkur ohne Dauer.

Der Mahindra-Ayurveda basiert auf einem einfachen Prinzip: Aus unseren Speisen sollten wir so viel Energie wie möglich gewinnen, wobei deren Verdauung den Körper so wenig Kraft kosten darf wie möglich.

Um dieses Prinzip besser zu verstehen, sollten wir die Verdauungsgänge im Körper kennen und unsere Eßgewohnheiten danach richten. Nur so läßt sich eine optimale Aufnahme und Verwertung der Nahrung gewährleisten.

Unser Verdauungssystem ist ein hochspezialisierter Apparat, in dem alle Vorgänge genauestens aufeinander abgestimmt sind. Der Verdauungsprozeß findet in einer genau festgelegten Reihenfolge statt, deren einzelne Schritte sich gegenseitig bedingen oder voraussetzen: Wir nehmen unsere Nahrung mit dem Mund auf. Also ist der erste Schritt der Verdauung, daß wir unsere Speisen gründlich kauen und zerkleinern. Dieser Vorgang kann im gesamten Verdauungskanal nirgendwo mehr nachgeholt werden, denn unser Magen hat keine Zähne. Das Kauen und Einspeicheln der Nahrung ist für den Verdauungsvorgang sehr wichtig – vor allem bei kohlenhydrathaltigen Speisen wie z. B. Brot und Kartoffeln, da im Speichel bereits notwendige Enzyme für die Aufspaltung der Speisen enthalten sind.

Der Speisebrei gelangt nun durch die Speiseröhre in den Magen, wo der Aufspaltungsprozeß fortgesetzt wird. Falls wir eiweißhaltige Nahrung zu uns genommen haben, beginnt hier erst die Aufspaltung der Enzyme des Magensaftes und der Magensäure.

Besondere Beachtung findet im Mahindra-Ayurveda die Tatsache daß die kohlenhydratspaltenden Enzyme nur im basischen Milieu, die eiweißspaltenden Enzyme dagegen nur im sauren Milieu volle Arbeit leisten können. Essen wir beides zusammen, können beide Enzymgruppen nicht richtig arbeiten. Anstelle einer harmonischen Verdauung findet ein kraftraubender Fäulnis- und Gärungsprozeß in unserem Körper statt.

Viele Beispiele aus unserem täglichen Speiseplan bestätigen dies: Bei Käsebrot, Nudeln mit Käse-Sahne-Soße, Raclette, Kartoffeln mit Spiegelei, Spaghetti Bolognese und vielen anderen falsch zusammengestellten Speisen, entstehen Stoffe, die unseren Körper belasten und mit wenig aufspaltbaren Nährstoffen versorgen. Wenn wir also Eiweiß und Kohlenhydrate zusammen essen, kann im Magen weder das notwendige saure Milieu zur Aufspaltung der Eiweiße, noch das basische Milieu zur Verarbeitung der Kohlenhydrate entstehen. Stattdessen nimmt der Säuregehalt im Magen einen mittleren Wert an, dessen Milieu und Enzyme jedoch nicht stark genug sind, die Nahrung vollständig zu spalten und zu verdauen. Dadurch wird der Verdauungsprozeß länger und träger und Gärungs- und Fäulnisprozesse finden statt. Es entstehen Schlackstoffe, die den Organismus langfristig belasten. Die Zusammenstellung der Speisen ist deshalb im Mahindra-Ayurveda besonders wichtig.

Die Lebensmittelkombinationen sollten jedoch auch auf die Konstitution (prakruti) des einzelnen abgestimmt sein. Für den Kapha-Typ ist eine konsequente Kombinationskost wichtig, um seinen eher phlegmatischen Körper zu entlasten. Für den Pitta-Typ dagegen ist die Nahrungszusammenstellung beim Ausgleich seiner Doshas nicht so entscheidend.

Gleichzeitig jedoch erhöht sich durch die sorgsame Auswahl an passenden Speisen auch unsere Bewußtheit und Sensibilität für unseren

Körper und die Nahrung, die er am besten verträgt. Um unsere Verdauungskraft nicht unnötig zu schwächen, sollten wir während der Mahlzeiten und am besten bis eine Stunde danach keine Flüssigkeit zu uns nehmen. Durch das Trinken während des Essens werden nämlich die Verdauungssäfte und Enzyme verdünnt – die Verdauungskraft wird geschwächt. Starke Verdauungskräfte sind jedoch Basis für eine vollständige Aufschlüsselung der einzelnen Speisen im Magen. Ansonsten dürfen und sollten Sie viel trinken, möglichst 1,5–2 Liter täglich, je nach Körpergewicht. Aber achten Sie darauf, daß die Flüssigkeiten, die Sie zu sich nehmen, dann nicht zu kalt sind, denn um kaltes Wasser auf Körpertemperatur zu erwärmen, verbraucht der Organismus viel Energie. Die durchschnittliche Flüssigkeitsmenge ermittelt man so:

Körpergewicht x 0,03

ergibt die in Litern zu trinkende Wassermenge. Mindestens die Hälfte dieser Menge sollte stilles Quellwasser (zum Beispiel Volvic) sein.

Wassertrinken wirkt wie eine Dusche von innen. Es soll uns reinigen und den Körper gut durchspülen, damit er die Mineralien und Vitalstoffe der Nahrung besser aufnehmen kann. Heißes Wasser verstärkt diesen Prozeß noch, da es Ablagerungen in den Gefäßen lösen kann. Ein Übermaß an Pitta allerdings sollte durch kaltes Wasser ausgeglichen werden.

Ansonsten empfiehlt der Mahindra-Ayurveda Natursaft oder Kräutertee als Getränk. Insbesondere Menschen mit einer Vata- oder Kapha-Störung sollten darauf achten, genügend Flüssigkeit zu sich zu nehmen, um die inneren Bewegungen des Körpers in Fluß zu halten.

Wenn der Magen seine Verdauungsarbeit geleistet hat, gibt er seinen Inhalt an den Zwölffingerdarm weiter. Wichtig ist, daß dies nicht geschieht, bevor er den Speisebrei im Magen optimal aufgeschlossen hat. Doch dieser Vorgang braucht Zeit. Es ist daher äußerst ratsam, wenn wir uns angewöhnen, unsere Mahlzeiten in einem regelmäßigen Rhythmus einzunehmen. Diese positive Gewohnheit stärkt nicht nur das Vata-System, sondern entlastet auch die Leber bei ihren wichtigen Aufgaben. Versuchen Sie also, ihre Mahlzeiten in einem regelmäßigen

Rhythmus einzunehmen, und essen Sie erst dann wieder etwas, wenn die vorgehende Mahlzeit verdaut und verwertet ist. Obst ist in ca. drei Stunden verdaut, Salat, Gemüse, Rohkost, Kohlenhydrate und Eiweiße brauchen mindestens fünf Stunden, Fette bis zu zwölf Stunden.

Ihr Stoffwechsel arbeitet am besten, wenn Sie drei Mahlzeiten am Tag zu sich nehmen: morgens, mittags und abends – und dies möglichst immer zur gleichen Zeit.

Sollten Sie zwischen den Mahlzeiten öfter einmal Heißhunger verspüren, überbrücken Sie dieses Energieloch mit süßen Frucht- oder Gemüsesäften. Die Ursache für solch ein Energietief ist meist ein Absinken des Blutzuckerspiegels oder ein Mineralstoffmangel, der durch naturreinen Apfel- oder Traubensaft leicht behoben werden kann. Ihr Körper erhält dadurch natürliche Süße und Aufbaustoffe, welche seine Konstitution wieder stärken und stabilisieren.

Essen wir dagegen zu jeder beliebigen Tageszeit wahllos in uns hinein, ohne daß die im Magen bereits vorhandenen Speisen vollständig verdaut worden sind, so werden die einzelnen Mahlzeiten im Magen vermischt und länger festgehalten als nötig, da der Magen zwischen bereits Verdautem und neu Hinzugekommenem nicht unterscheiden kann. Die Folge: Das bereits verdaute und festgehaltene Essen fault und gärt im Magen. Es entstehen Schlackstoffe, die den gesamten Organismus belasten.

Die nächste Station im Verdauungsprozeß ist der Zwölffingerdarm. Hier werden dem Speisebrei Enzyme aus der Bauchspeicheldrüse und der Leber hinzugefügt. Die Nahrung wird soweit aufgeschlossen, daß die entstehenden Produkte problemlos vom Dünndarm aufgenommen werden können. Die Enzyme von Bauchspeicheldrüse und Leber sind allerdings Spezialisten. Sie gehen davon aus, daß die Enzyme von Speichel und Magen ihre grobe Aufspaltungstätigkeit bereits erledigt haben, denn sie können ausschließlich bereits vorverdaute Produkte weiter zersetzen.

Ist diese Voraussetzung nicht erfüllt, setzen sich Fäulnis- und Gärungsvorgänge bis in den Darm hinein fort. Dann kommt es zu unangenehmen Verdauungsbeschwerden, Blähungen oder Stoffwechselstörungen.

Ist der Verdauungsvorgang bis hierhin optimal verlaufen, so erfolgt jetzt die Aufnahme der Nährstoffe im Darm, und unser Körper wird mit Energie und Aufbaustoffen versorgt. Ist die Verdauung aber unvollständig abgelaufen oder mit unerwünschten Zersetzungsprodukten (Ama) durchsetzt, die ebenfalls von der Darmschleimhaut aufgenommen wurden, haben wir dem Körper somit Stoffe zugeführt, die ihn stark belasten, statt zu»nähren«. Er muß nun zusehen, wie er sie abbaut – und das kostet Energie.

Dies ist auch der Grund, warum wir uns nach einer unausgewogenen Mahlzeit oft dumpf und träge fühlen, anstatt frisch und gestärkt. Besonders spürbar ist dies nach einem schweren Frühstück. Obwohl wir gerade erst ausgeschlafen haben, fühlen wir uns nach einem reichhaltigen Mahl mit Brot, Butter, Käse, Eiern, Müsli und Frischkornbrei oder ähnlichem so zerschlagen wie nach einem anstrengenden Arbeitstag. Da sich unser Körper gerade vormittags am stärksten reinigt, sollten wir ihn bis zum Mittag nicht mit Schwerverdaulichem belasten. Eine gute Alternative bietet eine gemischte Obstmahlzeit zum Frühstück. Frische Früchte helfen dem Körper durch ihren hohen Gehalt an Flüssigkeit bei der täglichen Entschlackung. Anstelle der Obstmahlzeit können auch gekochte Getreideflocken als»Porridge« verzehrt werden. Diese Variante ist für einige Konstitutionstypen verträglicher, zum Beispiel wenn eine Vata- oder Pitta-Störung vorliegt. Ist Ihnen morgens leicht kalt, dann rate ich zum»Porridge-Frühstück«. (Rezept Seite 90)

Jede Mahlzeit, egal ob Frühstück, Mittag- oder Abendessen sollte reich an Mineralstoffen, Vitaminen und Enzymen sein. Dies wird am ehesten durch eine vielseitige und abwechslungsreiche Zusammenstellung erreicht. Mit einer abwechslungsreichen Kost führen wir unserem Körper all die Mineralien, Enzyme und Spurenelemente zu, die er für seine ständige Zellerneuerung braucht.

Achten Sie darauf, in Ihrer Küche stets frische Zutaten zu verwenden. Frisches Obst und Gemüse enthalten die meisten Vitamine, Mineralien und Enzyme und unser Agni wird mit PRANA, mit göttlicher Lebenskraft versorgt. Wenn Sie keine Möglichkeit haben, frisches Obst und Gemüse zu verwenden, weichen Sie auf getrocknete und gefrorene Lebensmittel aus. Als allerletzte Alternative sollten Sie Konserven wählen.

Bei Ihren Hauptmahlzeiten sollte der Anteil an rohem Gemüse und Salaten etwa ein Drittel der Mahlzeit ausmachen. Dieser Anteil enthält alle jene Enzyme, die unsere Stoffwechselvorgänge unterstützen. Da die meisten von ihnen bei Temperaturen zwischen 40 und 70 Grad Celsius zersetzt werden, sind sie nur in Nahrungsmitteln wirksam, die nicht erhitzt worden sind. Aus diesem Grund haben rohes Obst, frische Säfte, Salate und rohes Gemüse einen überaus positiven Einfluß auf unsere Immunkraft, wie auf die gesamte Revitalisierung des Körpers.

Allerdings sollten Vata-Typen während der kalten Jahreszeiten mit Rohkost vorsichtig sein, da deren kaltes Element den ohnehin leicht fröstelnden Vata-Körper schwächen könnte. Für Kapha- und Pitta-Typen dagegen wirkt frisches Gemüse in jeder Jahreszeit anregend und aufbauend.

Für eine geregelte Verdauungsarbeit ist es nicht nur wichtig, wie und was wir essen, sondern auch wieviel. Wenn unser Magen mehr als dreiviertel voll ist, wird Agni, das Verdauungsfeuer, regelrecht erstickt. Damit wird der gesamte Verdauungsprozeß schwer und träge, egal, wie gesund und frisch die Nahrung war, die wir zu uns genommen haben. Auch von hochwertigen Proteinen, Nüssen und Fetten, sollte man nie zuviel auf einmal essen. Von dieser Begrenzung ausgenommen sind allerdings Menschen, die täglich körperlich hart arbeiten. Sie brauchen in weit höherem Maße Eiweiße und Fette, damit sie nicht von innen aufgezehrt werden. Durch körperliche Beanspruchung brennt Agni stark – es braucht also Substanz zum Verbrennen.

Vermeiden sollten Sie auch alle sogenannten denaturierten Lebensmittel. Dazu gehören alle Speisen, die nach der Aufschließung durch die Verdauungssäfte nicht vollständig im Körper verwertet werden können. Dies sind zum Beispiel Limonade, Bier, Bratfett, Süßstoffe und Alkohol. Aber auch von dem Genuß anderer, auf den ersten Blick scheinbar unbedenklicher Lebensmittel, rate ich, Abstand zu nehmen: Kernloses Obst (stark beeinträchtigte Bioverfügbarkeit), Geschmacksverstärker (Glutamat), homogenisierte Milch (greift die Gefäßwände an), Hybridgemüse (nicht fortpflanzungsfähig, gegen die Ordnung der Natur), Weichkäse (enthält Schnellreifer, belasten den Organismus), Wurst und Schweinefleisch (belasten den Organismus und die geistige Entwicklung).

Die bewußte Auswahl unserer Speisen und die harmonische Kombination unserer Nahrungsmittel sorgen für einen gut funktionierenden Verdauungsprozeß. Auf diese Weise wirkt die ayurvedische Ernährung sanft entschlackend und erneuert von Grund auf Körper, Geist und Seele.

Die zehn Mahindra-Ernährungsregeln

1. Bereiten Sie Ihre Speisen mit Liebe und Sorgfalt zu.
2. Essen Sie langsam und kauen Sie gründlich.
3. Beachten Sie die richtige Zusammenstellung Ihrer Nahrung. Ihr Körper kann immer nur bestimmte Lebensmittel zusammen verdauen und verwerten.
4. Trinken Sie genügend stilles Quellwasser über den ganzen Tag verteilt.
5. Essen Sie im regelmäßigen Rhythmus und am besten drei Mahlzeiten am Tag.
6. Essen Sie vielseitig und abwechslungsreich.
7. Verwenden Sie stets frische Zutaten.
8. Essen Sie mindesten einmal am Tag eine Portion grünen Salat oder rohes Gemüse.
9. Überladen Sie Ihren Magen nicht.
10. Belasten Sie Ihren Magen zum Frühstück nicht mit schwer verdaulichen Speisen.

Vital und gesund leben

Unsere tägliche Nahrung setzt sich aus fünf Nährstoffgruppen zusammen:

1. Kohlenhydrate, wie Getreide, Nudeln, Brot, Kartoffeln, usw.
2. Eiweiße, wie Milchprodukte, Eier , Fisch, usw.
3. Fette, wie Öle, Butter, Sahne
4. Mineralien und Spurenelemente
5. Vitamine

Die tägliche Nahrung ist für den Körper die wichtigste Energiezufuhr. Wir brauchen diese Energie, genauso wie ein Auto Benzin benötigt, um zu fahren. Führen wir unserem Körper schlechte Nahrung zu, so ergeht es ihm wie dem Motor eines Autos, das mit falschem Kraftstoff vollgetankt wurde: er geht kaputt.

Der menschliche Organismus ist durchaus kein Allesverwerter – auch wenn es manchmal so scheint. Gegen schlechte Energiezufuhr wehrt er sich, indem er alle entstehenden Schlacken, die er nicht weiterverarbeiten kann, ablagert. So kommt es zu Stoffwechselschlacken im Gewebe, in den Organen, in den Gefäßen und im Gelenkknorpel.

Durch Krankheiten wie Fieber, Grippe, Eiterabszesse u.ä. versucht der Körper diese Gifte, Toxine und Schlacken wieder auszuscheiden. Er versucht, sich selbst zu reinigen. Diese Reinigung soll man nicht unterdrücken, denn der Körper entledigt sich ja dabei der Dinge, die er nicht brauchen kann. Unsere Ernährung sollte jedoch darauf abzielen, so wenig wie möglich Schlacken und Giftstoffe entstehen zu lassen, statt auf die selbstreinigende Kraft des Körpers zu vertrauen. Wie in den eingehenden Kapiteln beschrieben, ist unser Körper durch unsere vergiftete Natur und die belasteten Lebensmittel ohnehin geschwächt. So kann eine schlechte Ernährung leicht jener Tropfen sein, der unser »Körperfaß« zum Überlaufen bringt und uns mit einer bösartigen oder chronischen Krankheit konfrontiert.

So wie ein Elektromotor mit der richtigen Energieeinheit gespeist werden muß, so unterliegt auch der menschliche Organismus seinen eigenen Stoffwechselgesetzen. Im Mahindra-Ayurveda ordnet man den Kohlenhydraten das Dosha *Kapha* zu, während Eiweiße dem Dosha *Pitta* angehören. Kohlenhydratreiche Speisen sind in der Regel süß und schwer, sie wärmen den Körper, denn Kohlenhydrate liefern dem Körper sozusagen Brennstoff. Eiweißreiche Nahrung ist eher sauer und kühlt den Körper, eine Eiweißmahlzeit liefert dem Körper Aufbaustoffe. Im Winter bevorzugen wir gerne automatisch deftige Eintöpfe mit Kartoffeln und Getreide – wir brauchen Brennstoff. Im Sommer greift man ebenso spontan schneller nach einem Joghurt und sauren Beeren – sie kühlen den Körper. Obst gehört übrigens dem Dosha *Vata* an. Obst reinigt den Körper, es ist leicht verdaulich und macht beweglich.

Im Ayurveda werden einzelne Speisen auch nach warmen und kalten Elementen unterschieden. Zitrusfrüchte, Tomaten, Melonen, Gurken, Milchprodukte und einige Sommergemüse sind kalt und verstärken das Vata- und Pitta-Element. Warme Speisen wie Fette, Öle, Süßmittel, Getreide und süße Gemüse beruhigen den Körper und verstärken das Kapha-Element.

Zu den Kapha anregenden Produkten, den Kohlenhydraten also, gehören alle Getreidearten und Getreideprodukte, alle stärkehaltigen Gemüse, wie Kartoffeln, Rote Bete, Kürbis, Karotten und Kastanien, aber auch Süßmittel und Fette. Bei den Pitta anregenden Produkten, den Eiweißen also, wird noch einmal – wie wir noch sehen werden – zwischen verschiedenen Untergruppen unterschieden, die ebenfalls zusammen gegessen schwer verdaulich sind.

Bei der ayurvedischen Zuordnung unserer Nahrungsmittel entscheidet nicht die Analyse der in der Nahrung enthaltenen Anteile an Fetten, Kohlenhydraten und Eiweißen, sondern wie die jeweilige Speise tatsächlich verdaut wird. Das heißt, der Ayurveda interessiert sich vor allem, in welcher Art und Weise unser Stoffwechsel auf die Nahrung reagiert, welche Enzyme und welches Milieu er zur Aufspaltung der Nahrung braucht.

Auf den folgenden Seiten finden Sie deshalb Tabellen, die Ihnen die Zuordnung der einzelnen Speisen und ihre optimale Kombination erleichtern soll.

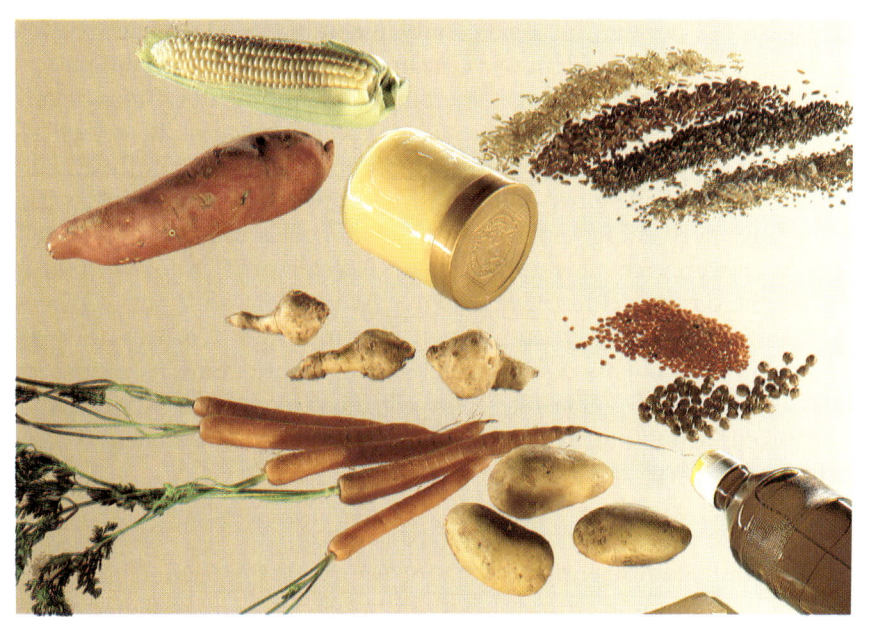

Die Nahrungsgruppen

Kapha

Zur Kapha-Gruppe gehören alle Getreide und Getreideprodukte, Süßmittel, einige stärkehaltige Gemüse und Hülsenfrüchte.

Getreide

Vollwertiges Getreide sollte einen wesentlichen Bestandteil unserer täglichen Nahrung bilden. Der Mahindra-Ayurveda empfiehlt jedoch, darauf zu achten, daß das Getreide in einer Form eingenommen wird, die
der Körper auch tatsächlich verwerten kann. Ist das Korn zu hart und
zu grob, dann sind auch unsere Magensäfte zu schwach, um das
Getreide aufzuspalten, und wir können keinen Nutzen aus seinen wichtigen Mineralien und essentiellen Fettsäuren ziehen. Doch auch Weiß-
mehlprodukte und Backwaren bieten keine Alternative. Sie rauben dem

Organismus Energien, da er sie verarbeiten muß, sie jedoch kaum Nährstoffe enthalten. Außerdem wird unser Körper süchtig nach ihnen. Manche Menschen haben generell Probleme mit der Getreideverwertung und können durch diese Funktionsstörung stark verschleimen. Besonders Kapha-Typen kämpfen mit diesen Stoffwechselstörungen. Im Falle einer Nahrungsmittelunverträglichkeit ist es also unbedingt notwendig, einen individuellen Ernährungsplan zu erstellen. Auch wenn Sie die verschiedenen Getreide problemlos verdauen, sollten Sie darauf achten, Getreide in geschrotetem oder gut weichgekochten Zustand zu sich zu nehmen. Wenn Ihr Stoffwechsel stark ist, dürfen Sie auch ein bis zwei Scheiben Brot mit Butter oder Honig essen. Hier empfehle ich getoastetes Dinkelbrot. Weizen- und Roggenvollkornprodukte sind nicht für alle Typen geeignet, denn je nach Konstitution können sie den Magen übersäuern.

Reis

Reis nimmt einen wichtigen Platz im Ayurveda ein. In der indischen Tradition ist Reis ein Grundpfeiler der Ernährung. Unter allen Kapha-Lebensmitteln hat er eine Sonderstellung inne. Durch seine außerordentlich gute Verwertbarkeit läßt sich Reis mit allen anderen Nahrungsmitteln (außer Obst) kombinieren, es sei denn, Sie möchten abnehmen oder eins Ihrer Doshas ist stark gestört. Wenn Sie jedoch ein zu starkes Vata haben, Sie an Gewicht zunehmen möchten oder das Bedürfnis haben, mehr Substanz und Kraft aus Ihrer Nahrung zu gewinnen, so ist Reis zusammen mit Pitta-Lebensmitteln wie Eier, Fisch, Joghurt oder Hülsenfrüchten eine wertvolle Ergänzung auf Ihrem ayurvedischen Speiseplan. Auf eine Tasse Reis rechnet man ungefähr 2 1/2 – 3 Tassen Wasser. Die Auswahl an Reissorten ist groß, vom Vollkornreis bis zum Parboiled Reis (welcher für ein schwaches Agni sehr gut verbrennbar ist) können Sie alle verwenden. Als einzige Ausnahme ist hier der schwarze Wildreis zu erwähnen, der aus Mahindra-ayurvedischer Sicht fast unverdaulich ist.

Teigwaren

Nudeln und andere Teigwaren dürfen Sie in Maßen essen, jedoch ohne Ei. Es gibt sie aus Hirse, Dinkel und Hartweizengrieß.

Kartoffeln

Im klassischen Ayurveda findet die Kartoffel wenig Beachtung. Da sie in unseren Breitengraden jedoch ein Hauptnahrungsmittel ist, findet sie im Mahindra-Ayurveda häufige Verwendung. Ich empfehle Kartoffeln besonders bei einem empfindlichen und übersäuerten Magen. Bevorzugen Sie feste und knackige Kartoffeln vor mehligen.

Hülsenfrüchte

Hülsenfrüchte nehmen in der vollwertigen Ernährung für Vegetarier einen wichtigen Stellenwert ein, da sie den Körper mit den notwendigen, hochwertigen Aminosäuren versorgen. Sie bestehen aus einer kompakten Mischung aus Kohlenhydraten und Proteinen und sollten deshalb zur besseren Verdaulichkeit nur zusammen mit Reis, Gemüse und Salat gegessen werden. Verwertet werden Sie von unserem Körper als Kapha-Nahrung.

Die meisten aufschließbaren Vital- und Mineralstoffe besitzen die kleinen roten oder gelben Linsen. Man nennt sie in Vorderasien Dal bzw. Mung-Dal. Sie sind sehr schmackhaft und leichter verdaulich als alle anderen Hülsenfrüchte. In ihnen ist in großen Mengen jenes hochwertige Eiweiß enthalten, das der Organismus als Aufbaustoff dringend benötigt.

Von Sojabohnen rate ich allgemein ab, da sie durch ihren Anteil an Phytin für viele Stoffwechseltypen eher schwer verdaulich und schlecht verträglich sind.

Süßmittel

Nicht nur der Zähne zuliebe sollten wir auf raffinierten Industrie-Zucker verzichten. Es gibt viele schmackhafte Alternativen, die noch einen Teil der Enzyme enthalten, die wir für die gesunde Verwertung von Glukose benötigen.

Besonders empfehlenswert ist die schwarze Rohrzuckermelasse, da sie unserem Körper eine Menge Mineralstoffe wie zum Beispiel Eisen, Kalium, Kalzium, Zink zuführt. Aber auch Honig, Ahornsirup, Dattel- und Birnenmark und andere natürliche Süßmittel sind im Mahindra-Ayurveda erlaubt.

DIE KAPHA-GRUPPE

Getreide, süße Gemüse, Hülsenfrüchte und Süßmittel

Alle nun aufgezählten Lebensmittel gehören der Kapha-Gruppe an. Sie dienen dem Körper als natürlicher Wärme- und Energiespender. Unter Berücksichtigung der individuellen Bekömmlichkeit (siehe Tabelle) werden diese Speisen zusammen mit Salat, Rohkost, Gemüse und Fetten empfohlen. Reis ist aufgrund seiner leichten Verdaulichkeit die große Ausnahme unter den Getreiden. Er kann auch mit allen Pitta-Lebensmitteln (Eiweißen) wie Joghurt, Käse, Nüssen, Fisch, Fleisch und saurem Obst zusammen gegessen werden.
Für Kapha-Typen sollte der Anteil an Kapha-Produkten innerhalb einer Mahlzeit nicht zu hoch sein, da diese ihn ermatten und verschleimen können.

Getreide:
Buchweizen, Dinkel, Gerste (Graupen), Grünkern, Hafer, Hirse, Mais, Polenta, Reis, Roggen, Weizen.

Süßes Gemüse:
Karotten, Kartoffeln, Kürbis, Kastanien (Maronen), frischer Gemüsemais, Rote Bete, Süßkartoffeln, Topinambur, Zuckerrübe.

Hülsenfrüchte:
Erbsen, Kichererbsen, Linsen (Dal), Soja.

Süßmittel:
Ahornsirup, Dattelmark, Honig, Malz-Extrakt, Melasse, Rübensirup.

Empfohlene Kapha-Produkte		
für Vata-Typen	für Pitta-Typen	für Kapha-Typen
Hafer, Reis, Weizen, Kichererbsen, Mungo-Bohnen, Karotten, Rote Bete	Gerste, Hafer, Reis, Kichererbsen, Mungo-Bohnen, Dal Kartoffeln	Gerste, Buchweizen, Mais, Roggen, Hirse

Weniger empfohlene Kapha-Produkte		
für Vata-Typen	für Pitta-Typen	für Kapha-Typen
Gerste, Buchweizen, Mais, Hirse, Roggen, Linsen	Hirse, Roggen, Mais, Rote Bete, Karotten	Hafer, Reis, Weizen, Kastanien (Maronen), Kartoffeln, Süßmittel

Doppel-Kapha

Fette und Öle

Fette und Öle sind ein sehr wichtiger Bestandteil der täglichen Nahrung. Der Ayurveda empfiehlt, Fette und Öle nur in Maßen zu verwenden, da sie oft schwer verdaulich sind und auch sehr lange im Magen verweilen. Dies bedeutet jedoch nicht, daß unser Körper ganz auf Fette verzichten könnte. Eine fettlose Diät ist auf Dauer sogar gefährlich. Wichtig ist jedoch, daß wir lose Fette und Öle nicht zu viel mit gebundenen Fetten, wie wir sie in Eiweißprodukten (zum Beispiel Käse, Fisch) finden, zusammen essen, weil dadurch die Eiweißverdauung erschwert wird. Praktisch bedeutet dies, daß alle Eiweißgerichte (Pitta-Mahlzeiten) generell mit relativ wenig Fett gekocht werden, und wir deshalb auf Techniken wie Dünsten und Pochieren und auf besondere Gewürze zurückgreifen. Für die Kapha-Kohlenhydrat-Gerichte empfehle ich reines Butterfett bzw. geklärte Butter, die in der indischen Küche auch als Ghee bekannt ist. Ghee ist im Mahindra-Ayurveda das einzige Fett, welches wir zum Erhitzen, bzw. Anbraten benutzen können. Ein Rezept zum Selbermachen finden Sie auf Seite 93. Butter und Öle hingegen sollten wir nur kalt verwenden. Durch eine Erhitzung würden die so wichtigen essentiellen Fettsäuren und Vitamine wertlos werden.

Die meisten Menschen spüren von sich aus, welche Menge Fett gut für sie ist. So benötigt zum Beispiel ein Vata-Typ im Winter weitaus mehr Fett, um warm zu bleiben und die für sein Dosha typische Trockenheit auszugleichen als ein von Natur aus heißer und feuchter Pitta-Typ. Kapha-Typen sollten mit Fetten jeglicher Art immer vorsichtig sein, denn diese sind neben Zucker und Brot die größten Störfaktoren ihres inneren Gleichgewichts.

Empfohlene Fette und Öle: Butter, Ghee (Butterfett), Sonnenblumenöl, Sesamöl, Olivenöl, süße Sahne.

Nicht empfohlene Fette: saure Sahne, gehärtete Fette, Margarine, Bratfett, Schmalz.
Für Kapha-Typen zusätzlich keine süße Sahne und wenig Butter.

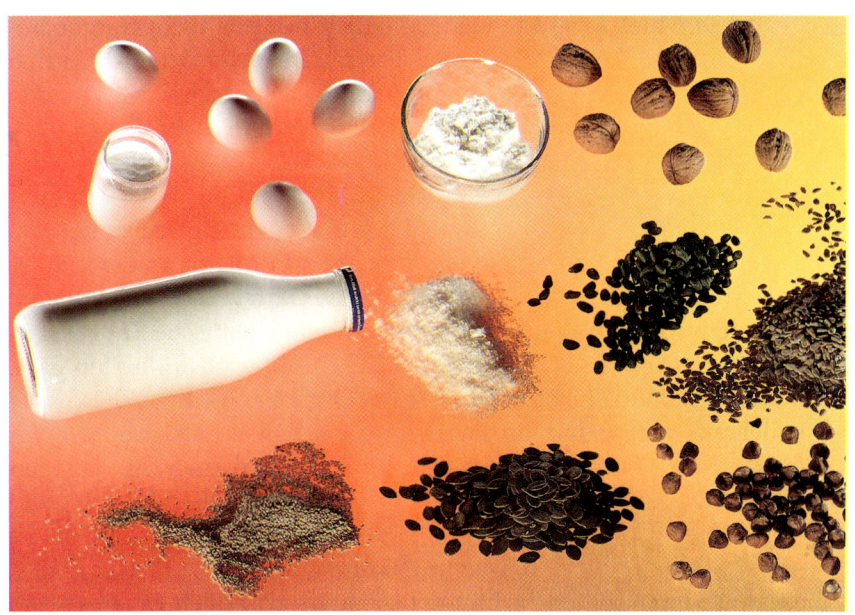

Pitta

Proteine bzw. Eiweiße werden im Mahindra-Ayurveda als PITTA zusammengefaßt. Zu den Pitta-Produkten zählen u.a. Joghurt, Nüsse, Samen, Fisch, Ei und Geflügel. Eiweiße liefern unserem Körper Aufbaustoffe, können ihn aber leicht säuern. Deshalb sollte man eiweißreiche Nahrung immer als Beilage zu Reis, Gemüse und Salat verzehren.

Milchprodukte
Als leicht verdauliche Energiespender spielen besonders Joghurt und Kefir eine wichtige Rolle, denn sie stellen eine wertvolle Eiweißquelle dar. Zusätzlich enthalten Milchprodukte viele Darmbakterien, die unsere Verdauung anregen.
Kapha- und Pitta-Typen lieben ganz besonders den Naturjoghurt, denn sie mögen seine angenehm kühlende und erfrischende Wirkung, die den ganzen Organismus belebt. Verwenden Sie Joghurt wie auch

alle anderen Milchprodukte wenn möglich nur aus nicht homogenisierter Milch. Das Fett in homogenisierten Milchprodukten ist für den Körper sehr schlecht zu absorbieren und lagert sich leicht in den Gefäßwänden ab.

Käse

Käse sollte keinen Ehrenplatz in unserem täglichen Speiseplan einnehmen. Durch seine kompakte Menge an Fett und Proteinen ist er schwer verdaulich und wirkt verschleimend auf den Darm. Abgesehen davon, werden dem Käse oft Schnellreifer und andere chemische Substanzen zugesetzt. Fette oder stark riechenden Käse sollten Sie am besten ganz vom Plan streichen. Er belastet unseren Organismus. Frischkäse, wie zum Beispiel den indischen Panir, griechischen Schafskäse, italienischen Ricotta, Quark und Ziegen-Rohmilchkäse dürfen Sie dagegen bedenkenlos genießen.

Nüsse und Samen

Nüsse und Samen sollten Sie immer besonders gründlich kauen, nur so können sie im Körper vollständig verdaut werden. Mandeln und Sonnenblumenkerne sind am leichtesten aufschließbar, wenn sie vorher in kaltem Wasser eingeweicht und dann geschält (und eventuell fein gemahlen) verzehrt werden.

Eier

1 bis 2 Eier pro Woche zu frischem Salat und etwas Rohkost empfiehlt der Mahindra-Ayurveda sehr. Achten Sie jedoch unbedingt darauf, daß die Eier von natürlich gehaltenen Hühnern, welche nicht mit Kraftfutter gefüttert werden, stammen, da es ansonsten keine Garantie für den Nährwert gibt, und die Gefahr einer Salmonellenvergiftung sehr hoch ist.

Fleisch, Huhn und Fisch

Für die tierischen Eiweiße gilt das gleiche wie für Eier. Sie können dem Körper wertvolle Aufbaustoffe liefern, wenn sie von guter Qualität und Reinheit sind. Wenn Sie Fleisch essen, nehmen Sie die Mahlzeit in einer bewußten Haltung zu sich und bedanken Sie sich innerlich bei dem Tier, daß es Ihnen nun als Nahrung dient. Aus ethischen Gründen wird in der ayurvedischen Ernährungslehre vom Verzehr von Fleisch abgeraten. Wenn es Ihnen jedoch schwerfällt, rein vegetarisch zu leben, so achten Sie auf Ihre innere Haltung beim Fleischessen.

Damit das Fleisch vom Körper gut aufgenommen und verwertet werden kann, empfehle ich, es zusammen mit viel Salat, Rohkost und Gemüse zu essen.

Wegen ihres unterschiedlichen Gehalts an Fetten, rät der Mahindra-Ayurveda, die einzelnen Pitta-Gruppen bei den Mahlzeiten zu trennen. Das heißt, vor einer Pitta-Mahlzeit sollten Sie sich entscheiden, ob sie Käse, Eier oder Fisch essen möchten.

DIE PITTA-GRUPPEN

Zu den Pitta-Produkten gehören wie wir gesehen haben alle Eiweiße. Da der Körper die verschiedenen Eiweiße wie zum Beispiel Joghurt und Fisch unterschiedlich verdaut, sollte man bestimmte Eiweiße nicht miteinander kombinieren. Sie finden zur besseren Orientierung noch einmal alle im Mahindra-Ayurveda erlaubten Proteine in die richtigen Gruppen unterteilt. Alle diese Speisen können Sie zusammen mit Salat, Rohkost, Gemüse, Reis, sauren Früchten und ein klein wenig Fett essen. Pitta-Typen sollten innerhalb einer Mahlzeit nicht zu viele Pitta-Produkte auf einmal essen, da diese auf ihren Stoffwechsel säuernd wirken.

Pitta-Gruppe 1 – Joghurt, Käse, Samen, Nüsse:

Joghurt, Buttermilch, Dickmilch, Kefir, Sauermilch, Frischkäse, Hüttenkäse, Mozzarella, Ricotta, Quark, Schafskäse, Ziegenfrischkäse.
Kürbiskerne, Pinienkerne, Sesam, Sonnenblumenkerne, Oliven, Cashew-Nüsse, Haselnuß, Kokosnuß, Macadamia-Nuß, Mandel, Paranuß, Pekannuß, Pistazie, Walnuß.
Nicht empfohlen: fetter Käse, Streichkäse, Schimmelkäse, Erdnüsse.

Pitta-Gruppe 2 – Fisch

Alle Fische, die Schuppen haben.
Nicht empfohlen: Aal, Hai, Thunfisch, alle Schalentiere, alle Weichtiere.

Pitta-Gruppe 3 – Fleisch

Hähnchen, Pute, Rind, Lamm.
Nicht empfohlen: Ente, Gans, Kalb, Schwein, Wild, Hase, Schildkröte, Froschschenkel.

Pitta-Gruppe 4 – Eier

Verwenden Sie stets frische Eier aus biologischer Bodenhaltung.

Pitta-Gruppe 5 – Milch

Frische, unbehandelte Milch sollte von Erwachsenen am besten abends getrunken werden.
Manche Stoffwechseltypen vertragen sie auch morgens allein getrunken zum Frühstück sehr gut.

Empfohlene Pitta-Produkte		
für Vata-Typen	für Pitta-Typen	für Kapha-Typen
Ziegenfrischkäse, Fisch, Hähnchen, angewärmte Milch	Kürbiskerne, Pinienkerne, Sonnenblumenkerne, Mandeln, Kokosnuß, Joghurt	Joghurt, Oliven, Kefir
Weniger empfohlene Pitta-Produkte		
für Vata-Typen	für Pitta-Typen	für Kapha-Typen
zuviel Joghurt, Käse und Nüsse. Vata-Typen sollten Pitta-Produkte immer zusammen mit etwas Gekochtem (Reis und Gemüse) essen	Buttermilch, Dickmilch, Kefir, Fleisch	Milch, Käse, Nüsse, insbesondere Paranüsse

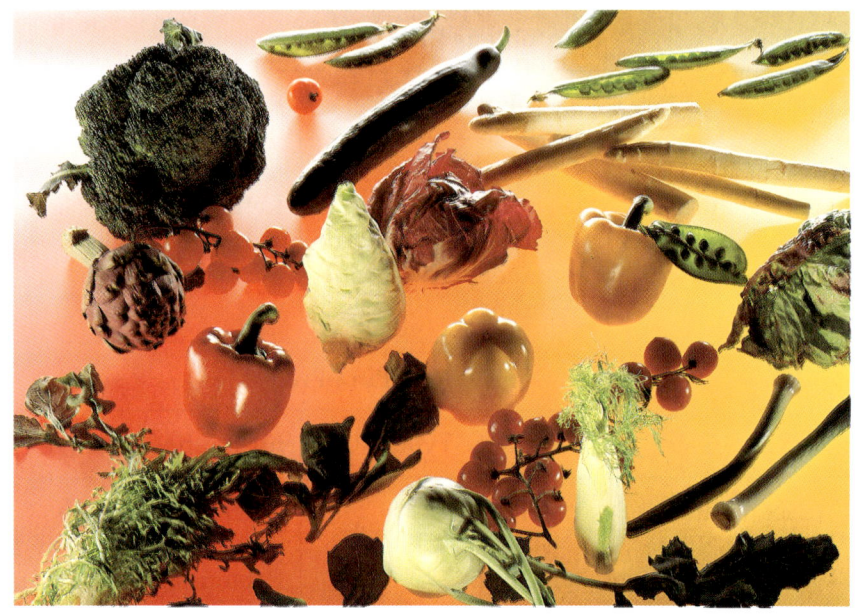

Pitta-Kapha

Gemüse und Salat

Gemüse und Salate sollten wegen ihres hohen Mineral- und Vitamingehaltes die Grundlage jeder Mahlzeit bilden. Salate und Rohkost erleichtern durch ihre vielen Enzyme die Verdauung und reinigen den Körper.

Eine zusätzliche Energiespritze für den Organismus sind Sprossen. Geben Sie jeden Tag eine Handvoll Sprossen in Ihren Salat! Besonders empfehlenswert sind Mungo-Bohnenkeimlinge. Kürbiskernkeimlinge sollten Sie meiden, da sie Giftstoffe im Körper freisetzen. Essen Sie Keimlinge immer ganz frisch, denn sie schimmeln leicht und oft unbemerkt.

Neben der enzymreichen Rohkost sollte auch gekochtes Gemüse eines unserer Hauptnahrungsmittel sein, da dieses unserem Körper Wärme und Ruhe schenkt. Im Mahindra-Ayurveda gilt die Faustregel:

Bei einer Mahlzeit sollten zwei Drittel aller Speisen gekocht und ein Drittel roh sein. Im akuten Krankheitsfall oder zur intensiven Entschlackung kann sich dieses Verhältnis allerdings verschieben.

Salate und Gemüse lassen sich – mit Ausnahme der kohlenhydratreichen Gemüse – sehr leicht verdauen und können mit allem anderen zusammen gegessen werden. Eine einzige Ausnahme bildet dabei süßes und neutrales Obst.

DIE PITTA/KAPHA-GRUPPE

Gemüse und Salate

Die nun aufgeführten Gemüse sollen Ihnen zeigen, wie vielseitig die Natur uns mit ihren Gaben beschenkt, und Sie können diese Gemüse mit allen Lebensmitteln – außer süßen und neutralen Früchten – zusammen essen.

Gemüse:
Artischocken*, Auberginen*, Bambussprossen*, Grünkohl*, Löwenzahn, Mangold, Rote Bete, Kraut, Spinat, grüne Bohnen*, Brokkoli*, Champignons, Chilischoten, frische Erbsen*, Fenchel, Gurke, Ingwer, Knoblauch, Keimlinge, Blumenkohl*, Chinakohl, Rosenkohl*, Rotkohl, Weißkohl, Wirsing*, Kohlrabi, Lauch, Meerrettich, Okra*, Paprika, Pastinaken, Peperoni, Petersilienwurzel, Pilze*, Radieschen, Rhabarber*, Rettich, Rüben, Schalotten, Schwarzwurzeln*, Sellerie, Spargel*, Zwiebeln, Zucchini.

Blattsalate
Batavia, Chicorée, Eichblatt, Eisberg, Endivien, Eskarol, Feldsalat, Frisee, Kopfsalat, Kresse, Lollo Rosso, Löwenzahn, Portulak, Radicchio, Romana/Römersalat, Rocula.

* Die mit dem Stern gekennzeichneten Gemüsesorten sollten nicht roh verzehrt werden.

Kräuter:
In der ayurvedischen Küche können Sie alle Kräuter verwenden.

Empfohlene Pitta/Kapha-Produkte		
für Vata-Typen	für Pitta-Typen	für Kapha-Typen
Spargel, Okra, grüne Bohnen, Zwiebeln, Rettich, Kohlrabi	Spargel, Brokkoli, Rosenkohl, Weiß- kohl, Okra, Erbsen, Sellerie, Gurke, grüne Bohnen, Kopfsalat, Paprika, Champignons, Keimlinge, Rohkost, Zucchini und Blattsalate	Spargel, Brokkoli, Rosenkohl, Kohl, Rohkost, Blumenkohl, Sellerie, Auberginen, Knoblauch, Kopf- salat, Champignons, Okra, Zwiebeln, Erbsen, Paprika, Rettich, Spinat, Endivien, Romana, Artischocken, Chicorée Bockshornklee- keimlinge
Weniger empfohlene Pitta/Kapha-Produkte		
für Vata-Typen	für Pitta-Typen	für Kapha-Typen
Brokkoli, Rosenkohl, Weißkohl, Blumen- kohl, Sellerie, Aubergine, Champignons, Erbsen, Zucchini, Keimlinge, zuviel Rohkost, rohe Tomaten	Auberginen, Knoblauch, Peperoni, Chilischoten, Zwiebeln, Rettich, Spinat, Tomaten, Rhabarber, Sauerkraut	Gurke, Zucchini

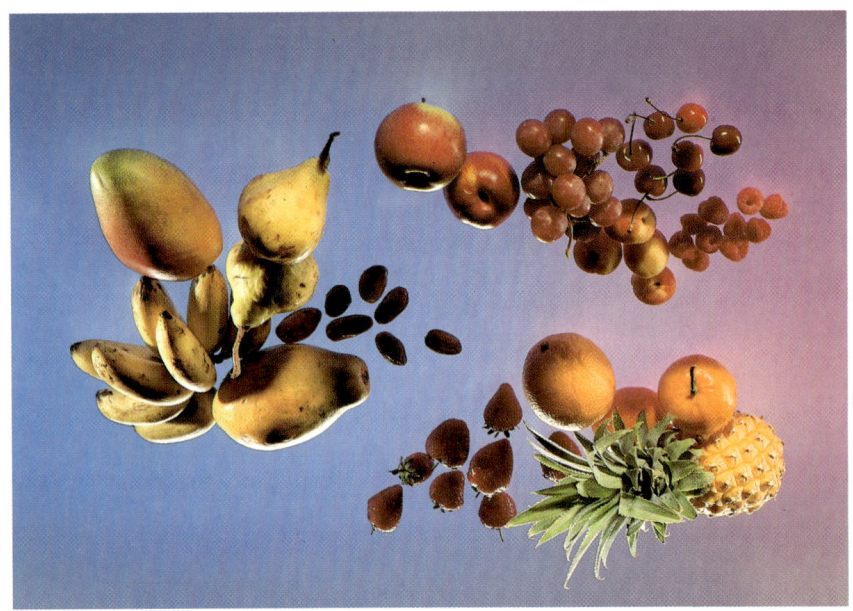

Vata

Im Mahindra-Ayurveda spielen frische Früchte eine wichtige Rolle, besonders als Frühstück. Vormittags befindet sich der Körper in seiner Reinigungsphase. Zu dieser Zeit ist er ungerne bereit, sich mit schweren Speisen auseinanderzusetzen. So ist es für viele Stoffwechseltypen am besten, wenn sie Obst zu sich nehmen. Aufgrund seines hohen Mineralgehaltes, seiner leichten Verdaulichkeit und seines hohen Wasseranteils fördert es sogar den Reinigungsprozeß im Körper und aktiviert den gesamten Stoffwechsel. Zudem schmecken reife Früchte unübertroffen köstlich.

Im Mahindra-Ayurveda werden alle Früchte dem Element Vata zugeordnet, weil sie die Bewegungen (zum Beispiel Entschlackung) unseres Körpers verstärken. Wer von Natur aus ein zu starkes Vata oder überhöhtes Pitta hat, sollte besser nicht zu viele Früchte essen, insbesondere nicht zum Frühstück. Für alle anderen Konstitutionstypen hingegen ist das regelmäßige Obstfrühstück ein wahrer Segen. Aber bei Obst unterscheiden wir nochmal drei verschiedene Untergruppen:

1. süßes Obst (Vata)
2. neutrales Obst (Dvi-Vata)
3. saures Obst (Vata-Pitta)

Süßes und neutrales Obst dürfen nur alleine gegessen werden, saures Obst kann man entweder mit neutralem Obst oder mit einer Pitta-Mahlzeit (Eiweiß) zusammen genießen.
Melonen, Avocado und Zitronen nehmen noch eine Sonderstellung ein.

DIE VATA-GRUPPEN

Süßes Obst:
Bananen, Datteln, Birnen, Cherimoya, Feigen, Guava, Kaki, Mango, Papaya, Trockenobst ungeschwefelt.

Neutrales Obst:
Äpfel, Aprikosen, Brombeeren, Heidelbeeren, Himbeeren, süße Kirschen, Kiwi, Litchies, Mirabellen, Nektarinen, Passionsfrucht, Pfirsiche, Pflaumen, Zwetschgen.

Saures Obst:
Ananas, Boskop-Äpfel, Erdbeeren, Granatäpfel, Granny Smith, Johannisbeeren, Karambole, Limetten, Mandarinen, Clementinen, Orangen, Pampelmusen, Preiselbeeren, Sauerkirschen, Stachelbeeren, saure Weintrauben.

Empfohlene Vata-Produkte		
für Vata-Typen	für Pitta-Typen	für Kapha-Typen
Aprikosen, Bananen, Kirschen, Beeren, Datteln, Feigen, Trauben, Mango, Nektarinen, Papaya, Orangen, Ananas, Pflaumen	Äpfel, Kirschen Feigen, Trauben, Mango, Melone, Birnen, Rosinen	Äpfel, Birnen, Granatäpfel, Pampelmusen, Beeren

Weniger empfohlene Vata-Produkte		
für Vata-Typen	für Pitta-Typen	für Kapha-Typen
Äpfel, Birnen, Trockenobst, Melone	Aprikosen, Beeren, Pampelmusen, Orangen, Pfirsiche, Ananas, saure Äpfel, Sauerkirschen	Bananen, Trocken-obst, Aprikosen, Datteln, Trauben, Mango, Papaya, Pflaumen

Übersichts-Tabelle

VATA

süßes Obst   neutrales Obst   saures Obst

Süßes Obst darf mit neutralem, nicht aber mit saurem Obst kombiniert werden; saures Obst entweder mit neutralem oder mit Pitta und Kapha/Pitta.

PITTA

| Joghurt | Nüsse | Milch | Fisch |
| Samen | Käse | Ei | Fleisch |

Joghurt und Samen dürfen entweder mit Käse oder mit Nüssen kombiniert werden. Ansonsten werden im Mahindra-Ayurveda die verschiedenen Mitglieder der Pitta-Familie nicht zusammen gegessen. Kombinieren kann man die Pitta-Produkte mit Kapha/Pitta (Gemüse) mit saurem Obst (Pitta/Vata) und Reis.

KAPHA/PITTA

Gemüse   Salat   Kräuter   Gewürze

Kapha/Pitta läßt sich mit Pitta-Eiweißen und saurem Obst (Vata) oder mit Kapha (Kohlenhydraten) und Doppel-Kapha (Fetten) kombinieren.

KAPHA

| Getreide | Hülsenfrüchte | Süßmittel |
| Getreideprodukte | stärkehaltige Gemüse | |

Kapha-Produkte passen zu allen Pitta/Kapha (Gemüse und Salat) und zusammen mit Doppel-Kapha (Fetten).

DOPPEL-KAPHA

Fette   Öle

Doppel-Kapha verträgt sich am besten mit Kapha (Getreide) und Kapha/Pitta (Gemüse und Salat).

Schon beim Einkauf: Nase vorn!

Unsere Auswahl an Nahrungsmitteln ist heutzutage riesengroß. Bei all der Fülle, stelle ich jedoch immer wieder fest, daß die Qualität der Produkte minderwertig ist. Viele Frischwaren verführen das Auge mit strahlendem Aussehen. Erst beim Reinbeißen erkennt man, daß man getäuscht worden ist: kein Prana, kein Geschmack, bestenfalls ein laues, wässriges Gefühl auf der Zunge.

Um solche Reinfälle beim Reinbeißen zu vermeiden, müssen wir lernen, uns die Produkte etwas genauer anzusehen. Ich erlebe häufig, daß meine Klienten nicht mehr wissen, wie frisches und vitalreiches Gemüse schmecken und riechen muß. Deshalb möchte ich Ihnen ein paar ganz praktische Einkaufstips mit auf den Weg geben: Waschen Sie Ihr Obst und Gemüse grundsätzlich in *Biosmon. Biosmon* ist ein Mineralsalz, das Sie in jedem Reformhaus finden können. Es hilft, eventuelle Schadstoffe in der Frischkost zu neutralisieren. Damit Sie Obst und Gemüse in rohem Zustand leichter verdauen können, sollten Sie es leicht angewärmt essen. Am besten, Sie gewöhnen sich an, es vor der Mahlzeit einige Minuten in warmes Wasser zu legen. Wenn Obst und Gemüse süß schmecken, ist das ein sicheres Zeichen für Qualität und einen hohen Gehalt an Mineralien. Bei Karotten kann man allein schon am Geruch erkennen, ob sie süß, wässrig oder fad schmecken werden. Geschmackreiches Obst und Gemüse enthält immer mehr Prana als fad-mehliges.

Wenn Sie unter Früchten der gleichen Sorte zwischen verschiedenen Größen wählen müssen, so nehmen Sie immer die kleinere. Wenn Sie die Wahl zwischen Früchten gleicher Größe, aber unterschiedlichen Gewichts haben, so wählen Sie die schwereren. Blattgemüse und Salate sollten immer eine kräftige Farbe haben. Obst und Gemüse, das eintrocknet ohne zu faulen, ist reich an Mineralien.

Und hier noch ein paar weitere Tips:

Ananas: Eine Ananas muß den typischen Ananasgeruch und eine gelbliche Farbe haben. Sie sollte sich nicht zu weich anfühlen und keine dunklen Druckstellen haben. Wenn sich die Blätter gut von der Frucht lösen ist es ein Zeichen für ihre Reife.

Äpfel: Knackige Äpfel sind wertvoller als mehlige, einheimische wertvoller als Importe.

Bananen: Reife Bananen von guter Qualität riechen angenehm und haben eine schöne gelbe Farbe. Wählen Sie immer die kleineren Bananen, da sie trotz weniger Masse den gleichen Gehalt an Vitaminen, Mineralien und Vitalstoffen enthalten. Bräunliches, glasiges oder matschiges Fruchtfleisch sollte auf keinen Fall gegessen werden.

Birnen: Runde, apfelförmige Birnen sind meist mineralstoffreicher als längliche.

Blattsalate: Alle Blattsalate sollten frische, feste Blätter und eine kräftige Farbe haben. Waschen Sie diese immer gut in Biosmon, so sind sie mineralreicher.

Feigen: Getrocknete Feigen sind unterschiedlich in der Farbe. Kaufen Sie jene, die eine helle Haut ohne dunkle Stellen aufweisen. Auch getrocknet sollten Feigen sehr fruchtig schmecken. Frische Feigen immer sorgfältig prüfen, ob sie nicht matschig, verfault oder schimmelig sind.

Fisch: Frischer Fisch hat einen angenehmen Geruch, selbst beim Zubereiten. Die Schuppen sollten unbeschädigt sein, die Augen klar und das Fleisch fest und elastisch. Achten Sie bei Fischfilets darauf, daß es weder trocken noch verfärbt ist.

Kartoffeln: Feste, knackige Kartoffeln sind den mehligen und weichen vorzuziehen. Verzehren Sie keine grünen Kartoffeln.

Kokosnuß: Eine gute Kokosnuß sollte möglichst schwer sein und viel Flüssigkeit (Kokosmilch) enthalten. Ihre Schale darf keine Risse oder andere Beschädigungen haben und die drei *Augen* müssen möglichst dunkel aussehen (nicht grau oder verschimmelt). Wenn man mit dem Mittelfinger gegen die Nuß schnipst, muß es einen hohen Ton geben. Mit einiger Erfahrung kann man sehr gut hören, welche Nuß von hoher Qualität und welche von weniger guter ist.

Mango/Papaya: Diese Früchte sollten aromatisch riechen und dürfen auf leichten Druck nicht nachgeben. Das Fruchtfleisch ist weich, jedoch nicht faserig, glasig oder matschig. Kaufen Sie keine ganz grünen Mangos oder Papayas.

Paprika: Paprikas aller Farben sollten ein festes Fruchtfleisch, einen aromatischen Geruch und viele Kerne haben. Essen Sie die kleine Spitze am unteren Ende der Frucht nicht mit.

Tomaten: Tomaten sollten aromatisch riechen und eine etwas festere Schale haben.

Trauben: Bevorzugen Sie Trauben mit dünner Schale und vielen Kernen, denn sie sind reich an Mangan und anderen Mineralien.

Zitronen und Zitrusfrüchte: Zitronen sollten möglichst rund sein, eine dünne Schale haben und viele Kerne. Achten Sie auf ungespritzte Zitrusfrüchte oder waschen Sie sich nach dem Schälen die Hände.

Zwiebeln und Knoblauch: Zwiebeln und Knoblauch sollten scharf und ohne Keime sein. Weiße und gelbe Zwiebeln sind wertvoller als rote.

TEIL II

Ayurvedische Gewürze –
Heilung für Körper, Geist und Seele

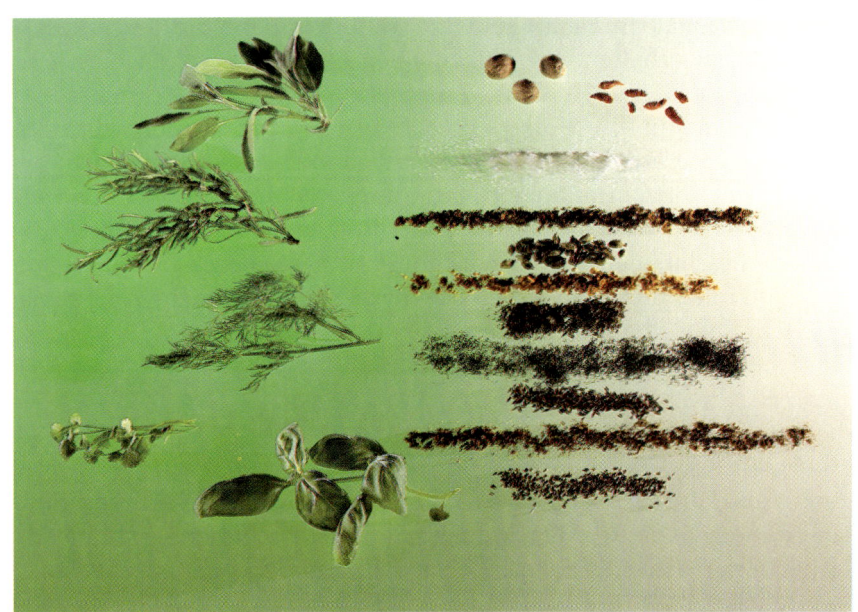

Gewürze haben einen unmittelbaren Einfluß auf die Verdauung und eine positive Wirkung auf den gesamten Stoffwechsel. Im Ayurveda dient das Kochen mit Kräutern und Gewürzen nicht nur der Verfeinerung des Geschmacks – es wird auch und vor allem zur Harmonisierung der uns innewohnenden Doshas verwendet. Richtig eingesetzt, wirken Gewürze auf unsere jeweilige Kapha-, Pitta- oder Vata-Konstitution heilsam und ausgleichend.

Jeder Mensch hat seinen eigenen, höchst individuellen Geschmack. Die Mengenangabe und Verwendung der Gewürze, die Sie in meinen Rezepten finden, sind daher lediglich richtungsweisend.

Am Ende dieses Kapitels finden Sie jedoch eine Tabelle, die Auskunft darüber gibt, welche Gewürze von welchem Konstitutionstyp am besten verwendet werden kann.

Frisch geerntete Gewürze haben immer eine stärkere Würzkraft als alte, da die ätherischen Öle – welche das Aroma bestimmen – sich mit der Lagerung leicht verflüchtigen. Bewahren Sie Ihre Kräuter und

Gewürze deshalb immer in getönten Gläsern auf, um die Geschmacksintensität zu erhalten. Frisch gemahlene Gewürze haben eine sehr intensive Würz- und Heilkraft. Zum Zerkleinern und Zerdrücken eignet sich sehr gut ein Mörser. Hierbei werden die für den würzigen Geschmack verantwortlichen Stoffe freigesetzt. Allen denjenigen, die nicht soviel Konzentration und Mühe auf das Würzen verwenden wollen, empfehle ich fertige Gewürzmischungen zu kaufen, welche die Speisen geschmacklich und wirkungsvoll bereichern. Picata, Garam masala, Punch puran und viele Gewürzmischungen mehr können Sie in jedem Reformhaus erhalten.

Gewürzkunde A–Z

Anis: Anis kann als Samen oder gemahlen in Reisgerichten und Süßspeisen verwendet werden. Man gibt ihn gerne scharfem Essen bei, da er den Geruch von Knoblauch, Zwiebeln und den meisten Gewürzen neutralisiert.

Ajwain: Ajwain ist in unseren Breitengraden ein nahezu unbekanntes Gewürz. Es hilft bei Verdauungsbeschwerden aller Art, Gastritis, Appetitlosigkeit und ist sehr blutreinigend. Der milde und aromatische Geschmack der Ajwainsamen paßt hervorragend zu Schmorgurken, grünen Bohnen und Paprikagemüse.

Basilikum: Basilikum wird in Indien auch als »heilige Pflanze« bezeichnet, denn seine Eigenschaften sind ausgleichend und harmonisierend. Im Ayurveda wird Basilikum bei Trägheit, Energiemangel und Lustlosigkeit empfohlen. Bei Fieber, Husten, Erkältung und Verdauungsstörungen sollte man den Saft des Basilikums mit $1/2$ TL Ingwersaft und drei schwarzen Pfefferkörnern einnehmen. Im getrockneten oder frischen Zustand ist er besonders schmackhaft bei allen Sommergemüsen wie Tomaten, Zucchinis oder grünen Bohnen.

Bockshornklee: Bockshornklee sind kleine leicht bittere Samen, welche in der indischen Küche als Methi bekannt sind. Als Tees, Gewürz oder frische Keimlinge belebt er den Stoffwechsel, die Verdauung, die Funktionen der Bauchspeicheldrüsen und das gesamte Kaphasystem. Er lindert Vata-Beschwerden und stärkt die Nerven.

Borretsch: Dieses herbe Kraut wird als Salatgewürz und Bereicherung für Rohkostgerichte verwendet. Kleine Mengen werden im Mahindra-Ayurveda zur Aktivierung der gesamten Herzgegend empfohlen.

Cayenne-Pfeffer: Cayenne-Pfeffer oder rote Chilis haben eine intensive und brennende Schärfe, so daß man diese äußerst vorsichtig dosieren sollte. Mit der Zeit kann man die Würzmenge etwas steigern. Pitta-Typen sollten auf Chilis verzichten, während sie auf einen phlegmatischen Kapha-Stoffwechsel sehr anregend wirken.

Dill: Durch seinen dezenten und feinen Geschmack ist frischer und getrockneter Dill ein beliebtes Würzkraut für Salat- und Gemüsesoßen. Er ist sehr appetitanregend und verdauungsfördernd und hilft bei Übelkeit, Fieber, Magen- und Menstruationsschmerzen.

Hing: Hing oder Asafötida ist eines der wenigen Gewürze, die adstringierend wirken. Es ist sehr verdauungsfördernd, und sollte zur Zubereitung aller Hülsenfrüchte beigegeben werden.

Ingwer: Frischer Ingwer hat einen scharfen, getrockneter Ingwer einen süßlichen Geschmack. Er kann zu allen Speisen verwendet werden, sollte jedoch nicht im Hochsommer bei großer Hitze gegessen werden. Frischer Ingwer stärkt die Leberfunktionen, hilft der natürlichen Abwehrkraft und harmonisiert das Vata System.

Kardamom: Kardamom gehört zu der Gattung der Ingwergewächse und wird zum Verfeinern der unterschiedlichsten Speisen verwendet. Die dunklen Samen des delikaten Gewürzes benutzt man zum Aromatisieren von Süßspeisen und orientalischen Reis- und Linsengerichten. Dunkler Kardamom ist außerordendlich verträglich und verdauungsfördernd. Er pflegt Mund und Zähne, hebt den Blutdruck, hilft bei Übelkeit, Halsinfektion, Müdigkeit und stärkt Herz und Milz.

Knoblauch: Die heilenden und vitalisierenden Inhaltsstoffe des frischen Knoblauchs wirken wahre Wunder auf unser Immunsystem. Aus diesem Grunde wird er in vielen Rezepten des Mahindra-Ayurveda verwendet. Vorsichtig dosiert hebt er lediglich den Geschmack anderer Gemüse hervor und durch Kochen wird seine Schärfe gemildert. Roh verwertet, gibt er allen Speisen seinen unverfälschlichen Geschmack und wirkt sehr verdauungsanregend und darmreinigend.

Koriander: Koriander stellt einen Grundpfeiler der indischen Gewürzpalette dar. Er ist sehr wohltuend für das Verdauungs- und Enzymsystem, lindert Blähungen und stärkt Nerven und Gehirn. Koriandersamen wirken besonders ausgleichend und kühlend für Pitta-Typen und verleihen allen Speisen ein frisches und frühlingshaftes Aroma. Frische Korianderblätter erhält man in allen Asien-Läden, sie sind eine delikate Geschmacksverfeinerung für alle Gemüse-, Reis- und Linsengerichte.

Kreuzkümmel: Kreuzkümmel wird auch Cumin genannt und ist neben Kurkuma ein wichtiger Bestandteil des handelsüblichen Curry. Die Samen entfalten in Ghee angeröstet ein wunderbares Aroma, welches Kohl und Kartoffelgerichte verfeinert. Kreuzkümmel regt die Verdauung an und wirkt blutreinigend.

Kümmel: Kümmel entfaltet die gleichen wohltuenden Eigenschaften bei schwer verdaulichen Speisen wie der asiatische Kreuzkümmel, schmeckt aber unvergleichlich intensiver.

Kurkuma: Kurkuma, auch Haldi oder Gelbwurz genannt, bringt den Stoffwechsel durch seine bitteren und zusammenziehenden Eigenschaften ins Gleichgewicht. Er ist sehr blutreinigend, hilft bei Allergien, Hautproblemen und Brustschmerzen. Seine starke Farbintensität verleiht jedem Gericht ein schönes Aussehen. Besonders gut paßt er zu Weißkohl, Blumenkohl, Reisgerichten und als ausgefallene Variante zu Rotkraut. Eine warme Milch mit einer Messerspitze Kurkuma lindert anhaltende Müdigkeit und aktiviert die Körperkräfte.

Muskat: Muskat wird den fertigen Speisen in kleinen Mengen zugesetzt. Möglichst fein gemahlen verfeinert er Süßspeisen, Gemüse- und Kartoffelgerichte. Auf den Körper hat er eine sehr beruhigende Wirkung.

Nelken: Nelken werden ganz oder gemahlen in der ayurvedischen Küche verwendet. Sie mindern Kapha im Körper und werden aufgrund ihrer blutreinigenden, schmerzlindernden und verdauungsfördernden Wirkungsweise sehr geschätzt. Gemahlene Nelken helfen bei Husten, Atembeschwerden und Pilzbefall der Haut.

Oregano und Majoran: Diese beiden verwandten Kräuter können im frischen Zustand geschmacklich fast nicht unterschieden werden. Oregano schmeckt etwas pfeffriger als der milde Majoran. In der italienischen Küche gehören die beiden Kräuter in viele Pasta-Soßen, und in Indien verwendet man sie gerne zu Kartoffelgerichten.

Pfeffer: Das feine Aroma des Pfeffers entfaltet sich am besten, wenn Sie ihn den fertigen Speisen zum Schluß zusetzen. Um ihn leichter zu verdauen, sollte man nur ganz fein gemahlenen Pfeffer verwenden.

Rosmarin: Rosmarin ist ein herbes Kraut mit anregender Wirkung, das als Gewürz oder Tee genossen werden kann. Eine schmackhafte Abwechslung bietet es vorsichtig dosiert bei Pilzen und Fischgerichten.

Salz: Salz ist ein wichtiges Mineral, das im Körper für die Stoffwechselvorgänge benötigt wird. Die optimale Menge ist jedoch individuell verschieden und hängt von der Konstitution und den Lebensgewohnheiten des einzelnen ab. Als Richtwert kann man einen TL am Tag rechnen.

Schabziger Klee: Schabziger Klee ist ein fast unbekanntes Bergkraut, welches mit einem delikaten Geschmack eine Bereicherung für alle Salatsoßen und rohen Gemüse ist. Es ist in jedem Reformhaus zu erhalten.

Senfsamen: Die ayurvedische Küche wäre nicht die gleiche ohne die kleinen schwarzen oder braunen Körnchen. Angeröstet oder gedünstet schmecken diese sehr gut zu deftigen Gemüse- und Fischgerichten. Lassen Sie die Senfsamen niemals anbrennen und geben Sie gemahlene Senfsamen erst zum Schluß den Speisen bei, sonst werden diese sehr bitter.

Zimt: Zimt verfeinert durch seinen lieblichen Geschmack viele Süßspeisen. Er wirkt blutreinigend, und lindert als Tee aufgegossen Müdigkeit, Fieber und Erkältung.

Zitrone: Im Mahindra-Ayurveda dient die zu allem kombinierbare Zitrone als wahres Lebenselexier für den ganzen Organismus. Wohldosiert aktiviert frisch gepreßter Zitronensaft die Leberfunktionen, Immun- und Verdauungskraft.

Zwiebeln: Zwiebeln wirken reinigend und Stoffwechsel aktivierend. Durch ihren hohen Vitamin-C-Gehalt tragen sie erheblich zum Erhalt der Immunkraft bei.

	VATA-TYPEN	PITTA-TYPEN	KAPHA-TYPEN
Bevorzugte Geschmacksrichtungen:	salzig, süß, sauer	bitter, süß, astringierend (zusammenziehend)	scharf, bitter, zusammenziehend
Bevorzugte Gewürze:	Anis, Hing, Basilikum, Lorbeer, Kardamom, Zimt, Cumin, Fenchel, Ingwer, Wacholder, Majoran, Senf, Muskat, Oregano, Salbei, Thymian	Kardamom, Zimt, Dill, Koriander, Fenchel, Kurkuma, Safran	alle Gewürze, besonders ziehend Ingwer, Kreuzkümmel, Bockshornkleesamen, Kurkuma, Chili, Knoblauch
Weniger verträgliche Gewürze:	Safran, Petersilie, Kurkuma, Koriander	Kreuzkümmel, Chili, Essig, Senf	

TEIL III

Rezeptteil

Die Ernährung nach dem Mahindra-Ayurveda soll unseren Körper aufbauen und stärken. Als Köchin für viele unserer Seminare und Wochenendworkshops erlebe ich zu meiner Freude auch immer wieder, wie diese gesunde Art zu kochen den Gaumen kitzelt. Viele unserer Gäste sind erstaunt, daß gesundes Essen so gut schmecken kann. Dauernd werde ich nach Rezepten gefragt.

Sich gesund zu ernähren, ist weder fade noch besonders schwierig. In meinen Beratungen begegne ich häufig Menschen, die Angst haben, daß Ihnen die neue Zubereitungsart der Speisen zu ungewohnt oder zu kompliziert ist. Um solchen Ängsten den Nährboden zu entziehen, habe ich den Rezeptteil besonders übersichtlich unterteilt. Vielleicht fangen Sie damit an, ein paar Gemüse- oder Salatvariationen für Eilige und Berufsstätige auszuprobieren. Beginnen Sie mit kleinen Schritten. Wenn Sie feststellen, daß es Ihnen schmeckt, nehmen Sie mehr und mehr ayurvedische Gerichte in Ihren Speiseplan auf. Die Grundregeln dieser heilsamen Kost sind leicht einzuhalten. Vielleicht haben Sie auch Lust, Ihre Freunde einmal mit einem ayurvedischen Essen zu überraschen. Im Rezeptteil finden Sie Vorschläge für dekorative Vorspeisen und feine Tafelgerichte.

Viele Speisen sind mit den klassischen Gewürzen der ayurvedischen Küche zubereitet wie Ingwer, Kurkuma, Koriander und Kreuzkümmel. Probieren Sie aus, wie sehr diese Ingredienzien auch einfachste Speisen bereichern. Sollten Sie allerdings eines dieser Gewürze nicht vertragen oder besorgen können, so können Sie die Speisen selbstverständlich auch ohne dieses Gewürz zubereiten. Eine kleine Gewürzkunde finden Sie auf Seite 72. Bei aller Freude an der gesunden Ernährung, dürfen Sie jedoch nie Ihre Konstitution aus den Augen verlieren:

Vata-Typen sollten nicht zuviel Rohkost und kühlende Speisen wie Joghurt, Gurken, Tomaten und Melonen essen.

Pitta-Typen müssen sich zurückhalten bei allen säuernden Speisen. Das sind Zitrusfrüchte (außer Zitronen), Kefir, Essig, Senf und saure Gemüse. Auch sollten sie wenig Fleisch essen.

Kahpa-Typen müssen sich vor zu viel Fett wie Öl, Butter, Sahne und allen süßen Speisen in acht nehmen.

Essen Sie täglich eine große Portion Salat mit etwas Rohkost. Vata-Typen vertragen dies am besten mittags. Versuchen Sie auch mindestens einmal am Tag frisch zubereitetes Gemüse zu essen. Dieses können Sie mit Kapha-Kohlenhydraten wie Getreide, Kartoffeln und Nudeln kombinieren, aber auch mit einer Pitta-Eiweiß-Mahlzeit, zum Beispiel mit Nüssen, Milchprodukten, Eiern oder anderem tierischen Eiweiß. Außer übergewichtige Menschen, die ihre Gewicht reduzieren wollen, können Sie Reis als neutrales Getreide, zu jeder Speise, also auch zu Eiweiß, kombinieren. Um Ihnen die Kombinationen so leicht wie möglich zu machen, ist der Rezeptteil in eine große Kapha-Kohlenhydratrubrik und eine große Pitta-Eiweißrubrik unterteilt. Wenn Sie innerhalb dieser Rubriken bleiben, können Sie bedenkenlos alles miteinander kombinieren.

Essen Sie immer drei Mahlzeiten täglich, am besten zwei kleinere und eine große. Zum Beispiel: Essen Sie zum Frühstück einen Obstsalat oder Porridge, zum Mittagessen eine Kapha-Mahlzeit aus Salat, Getreide und Gemüse (wie Hirsebällchen und Rosenkohl à la Crème) und zum Abendessen eine leichte Pitta-Mahlzeit wie Joghurt mit Nüssen, Samen, sauren Früchten und Gemüse oder einen gedünsteten Fisch mit Gemüse und Reis. Wenn Sie eine Pitta-Hauptmahlzeit als Hauptgericht zu sich nehmen (Salat mit Kürbiskernen, Wirsingrouladen mit Mandelquark und Reis), dann essen Sie abends ein leichtes Kapha-Kohlenhydrat-Gericht (Gemüsesuppe mit Brot und Aufstrich).

Alle Rezepte sind, wenn nicht anders angegeben, für 4 Personen.
Die verwendeten Abkürzungen im Rezeptteil:
TL = Teelöffel; EL = Eßlöffel; g = Gramm; Kg = Kilogramm; ml = Milliliter;
L = Liter; MS = Messerspitze.

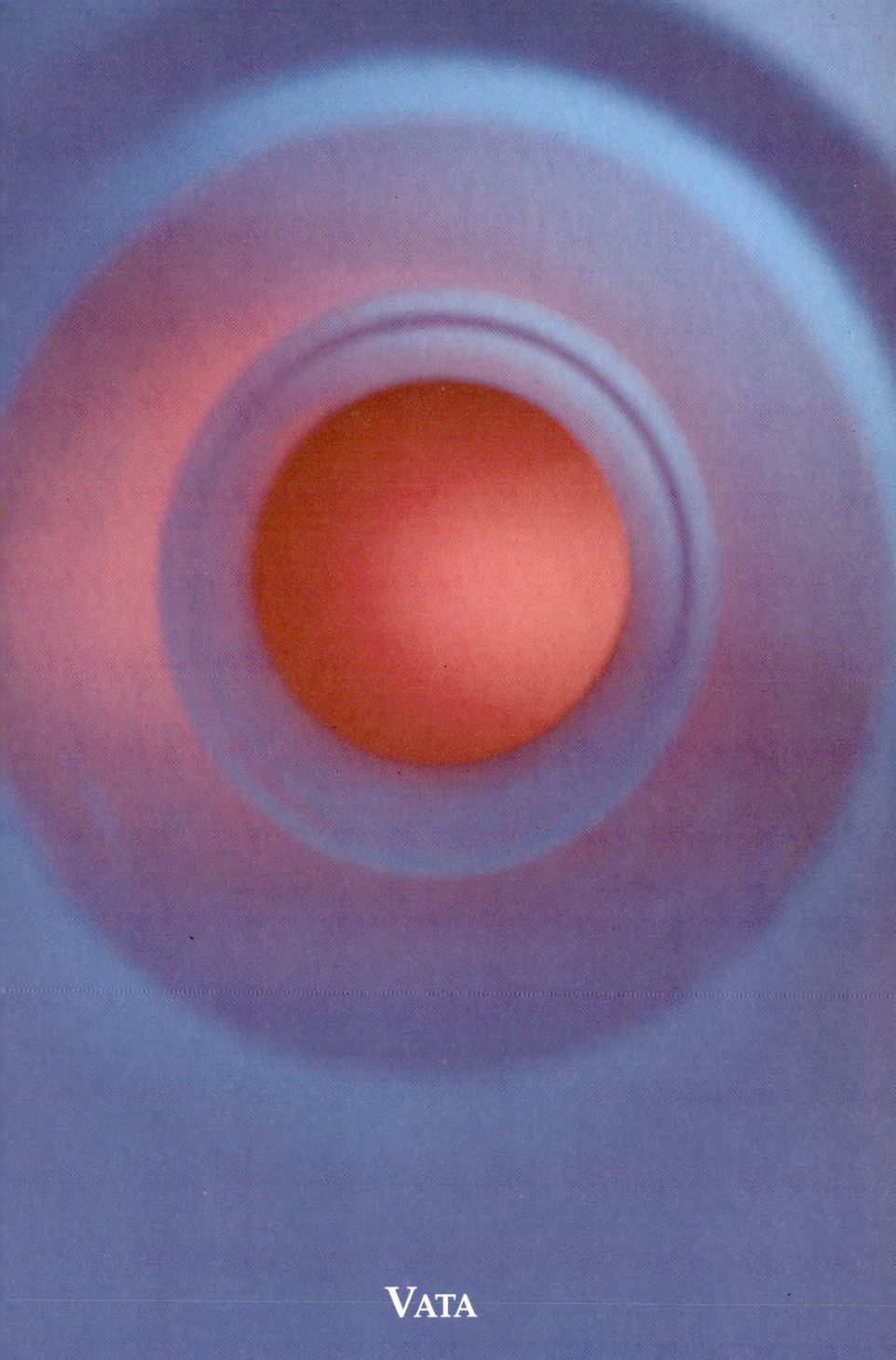

VATA

Obst zum Frühstück

Speisen, die der Wirkungsweise des Vata entsprechen

Wollen Sie Ihren Tag gut beginnen? Dann fangen Sie mit dem richtigen Frühstück an. Ein gutes Frühstück hat auf Ihren gesamten Stoffwechsel und damit auf Ihr persönliches Wohlbefinden einen äußerst wichtigen Einfluß. Der Mahindra-Ayurveda empfiehlt ein leichtes, den Körper möglichst wenig belastendes Frühstück. Morgens sollten wir unserem Körper keine schwere Verdauungsarbeit zumuten, denn er befindet sich in einer Phase der Reinigung und Ausscheidung.

In einigen ayurvedischen Traditionen besteht das morgendliche Frühstück daher lediglich aus etwas Zitronensaft mit ein paar Pfefferkörnern. Erschrecken Sie nicht! In unseren Breitengraden darf das Frühstück ruhig ein wenig anders aussehen. Der Mahindra-Ayurveda empfiehlt frische, reife Früchte oder gekochte Getreideflocken. Beide führen dem Körper ein Maximum an Vital- und ein Minimum an Schlackstoffen zu. Durch den hohen Wassergehalt und die vielen Vitamine, Mineralien und Enzyme ist Obst der beste Reiniger für den Körper. Es stärkt unser Agni und regt den Stoffwechsel an. Für den trägen Kapha-Stoffwechsel sind frische Früchte ein idealer Muntermacher. Pitta-Typen können ebenfalls Obst zum Frühstück essen. Sie sollten saure Früchte meiden oder diese mit etwas Joghurt zu sich nehmen. Der Vata-Typ kommt mit zuviel Obst am frühen Morgen nicht so gut zurecht. Frösteln, Nervosität und Blähungen können die unangenehme Begleiterscheinung eines allzu leichten Frühstücks bei ihm sein. Dem Vata-Typ empfehle ich Porridge, gekochten Haferbrei ohne Milch (Rezept Seite 90). Dieser ist leicht verdaulich und wirkt besonders ausgleichend auf das gesamte Verdauungssystem. Auch bei Streß, Durchfall, Übersäuerung, Kopfschmerzen oder körperlicher Schwäche gibt Porridge Kraft und erleichtert auf harmonische Art und Weise den Einstieg in den Tag.

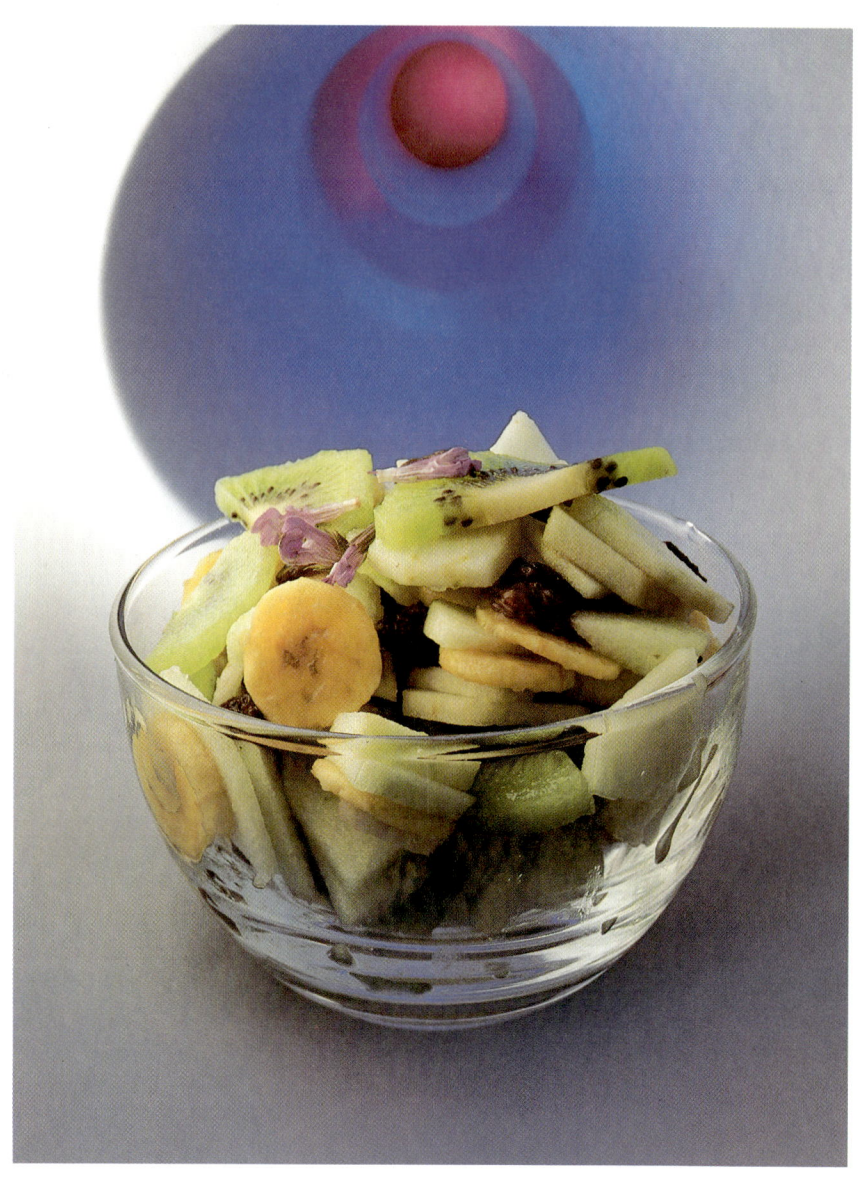

Obstsalat

Frische Früchte: eine schnelle und vitalreiche Alternative zum herkömmlichen Frühstück. Mir persönlich reichen oft ein Apfel, eine Banane und eine Birne aus der Hand. Hier noch einige Vorschläge zur Obstzusammenstellung und Zubereitung.

Obstsalat

pro Person

2 Bananen
1 süßer Apfel
1 Birne

1 Kiwi
1 EL Rosinen
etwas Zitronensaft

Das Obst schälen, in Stücke schneiden und mit Rosinen und etwas Zitronensaft mischen.

Andere leckere Obstmischungen sind:
Banane, Pfirsich, Weintrauben, getrocknete Aprikosen;
Mango, Papaya, Delicious-Apfel;
Aprikosen, Birnen, Feigen;
Boskop-Apfel, Orange;
Ananas, saure Beeren.

Gebackene Banane mit Kakimus

pro Person

2 Bananen
2 Kakis

1 Kiwi
1 MS Zimt

1. Bananen schälen und einzeln in Alufolie wickeln. Im vorgeheizten Backofen bei 175 Grad C 10 Minuten backen.
2. Das Innere der Kakis mit Kiwi und Zimt pürieren.
3. Die Bananen aus der Alufolie nehmen und mit dem Mus dekorieren.

■ Ist auch für Vata-Typen sehr verträglich. Schmeckt sehr gut mit frischen Feigen, Kirschen und Aprikosen.

pro Person

1 Boskop-Apfel   1–2 Pfirsiche
1 Birne

1. Das Apfelgehäuse mit einem Apfelausstecher herausnehmen. Den Apfel in eine feuerfeste Form mit etwas Wasser geben und bei 200 Grad C im Backofen backen bis die Schale leicht aufplatzt.
2. Das restliche Obst schälen und im Mixer schaumig pürieren.

■ Ist auch für Vata-Typen sehr verträglich. Schmeckt auch sehr gut mit frischen Erdbeeren.

Hafer – das Elixier der Kraft und inneren Wärme

Frühstückswaffeln aus Haferflocken

400 g Haferflocken (fein)   1 Prise Salz
2 EL Butter   ca. 600 ml Wasser
3 EL Honig oder   1 MS Zimt
getr. Vollrohrzucker

1. Die Haferflocken mit der Butter, dem Honig, Zimt, Salz und dem lauwarmen Wasser zu einem glatten Teig rühren, 10 Minuten stehen lassen, so daß die Haferflocken aufquellen können. Eventuell noch etwas mehr Wasser zugeben. Die Konsistenz des Teiges sollte so sein, daß er vom Löffel läuft.
2. Das Waffeleisen erhitzen und die Waffeln frisch ausbacken. Falls die Waffeln sich schlecht vom Eisen lösen, das Waffeleisen mit etwas Butter bestreichen.

■ Dieses leckere Frühstück schmeckt sehr gut mit etwas Ahornsirup.

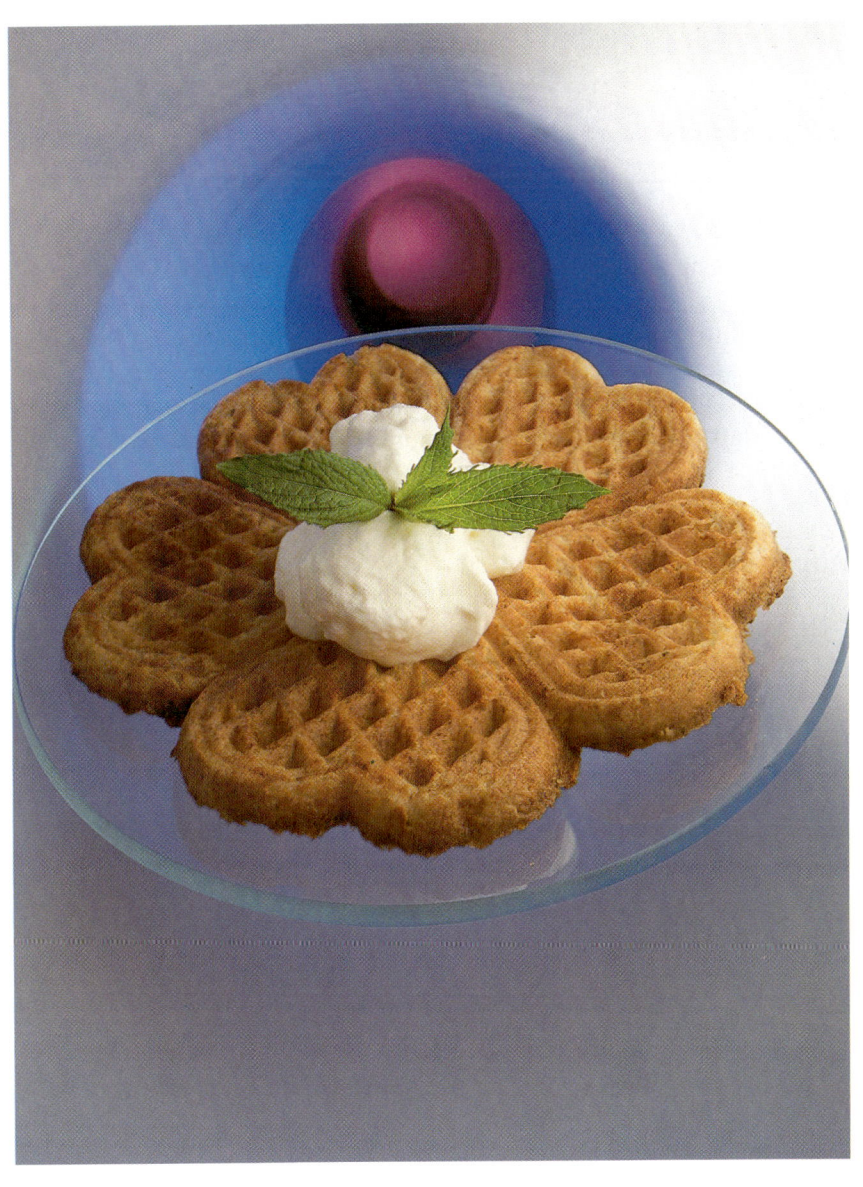

Frühstückswaffeln aus Haferflocken

Porridge-Grundrezept

1 Tasse Haferflocken
2 ¹/₂ Tassen Wasser

1 MS Salz
etwas Süßmittel

Die Haferflocken mit dem kalten Wasser aufsetzen und unter Rühren kurz aufkochen lassen. Mit etwas Salz und Süßmittel abschmecken.

Als Süßmittel eignen sich am besten Honig, Ahornsirup und Zuckerrohrmelasse. Vata-Typen können auch etwas Butter in den Porridge tun. Pitta-Typen dürfen ihn ab und zu mit Milch essen. Kapha-Typen sollten statt Hafer andere Flocken, zum Beispiel Dinkel verwenden.

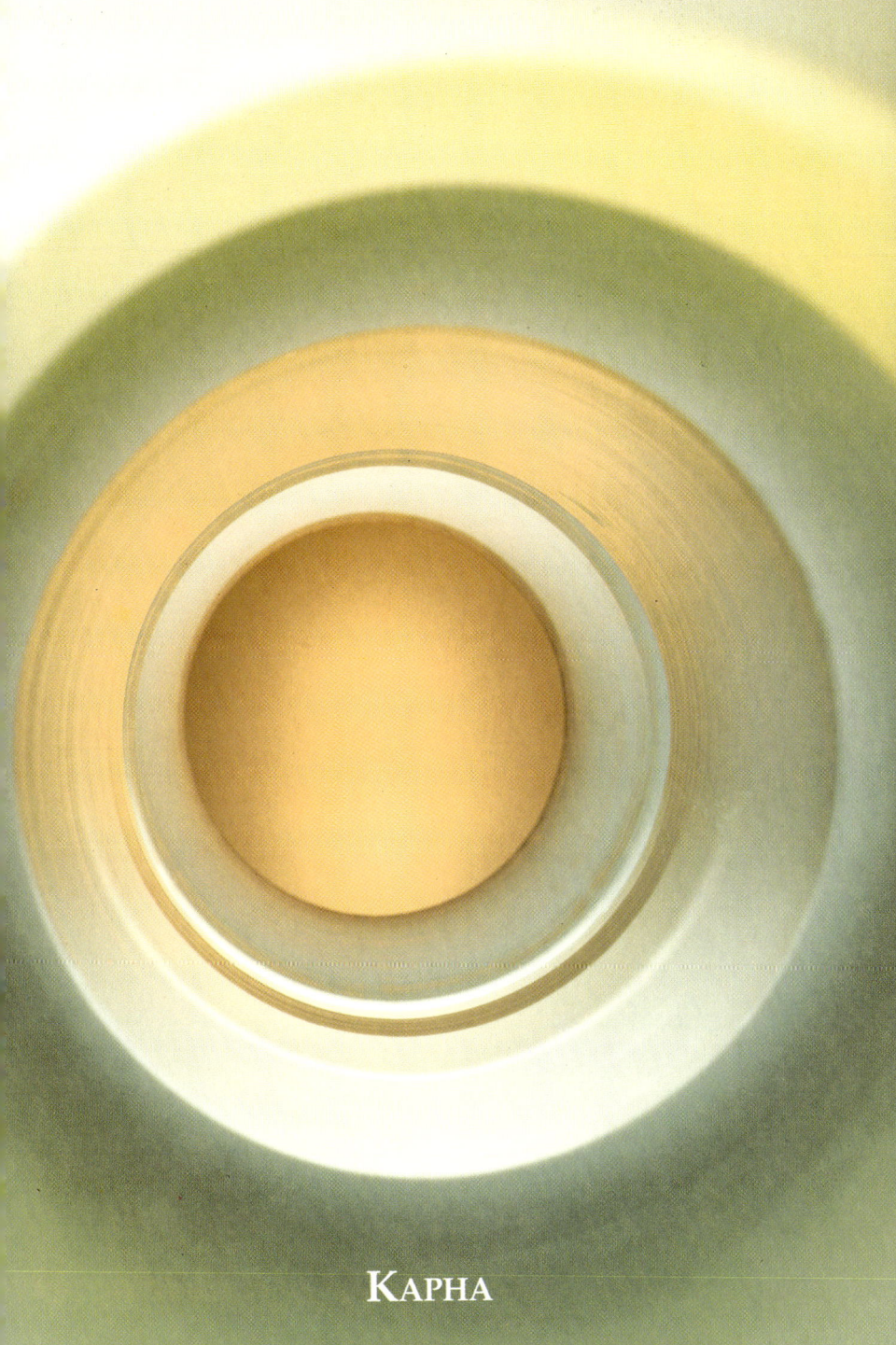

KAPHA

Kohlenhydrathaltige Speisen

Gerichte, die das Kapha vermehren

Eine Kapha-Kohlenhydrat-Mahlzeit nach dem Mahindra-Ayurveda ist ganz einfach zuzubereiten. Viele unserer alten Gewohnheiten können wir hier ohne weiteres beibehalten. Die Verwendung von Ölen und Fetten machen diese Gerichte warm und sehr nahrhaft. Zum Anbraten verwendet die ayurvedische Küche Ghee, welches auch reines Butterfett oder geklärte Butter genannt wird. Dies ist reines Fett ohne Eiweißanteile, und es kann unbedenklich erhitzt werden ohne Verdauungsbeschwerden zu verursachen. Ein Rezept zum Selbermachen finden Sie anschließend.

Die leckeren Getreide- und Kartoffelbeilagen können Sie mit jedem Gemüse, außer Tomaten, kombinieren.

Ghee – Herstellen von Butterfett

250 g Butter (ungesalzen)

1. Butter in einem offenen Kochtopf bei niedriger Hitze langsam schmelzen lassen.
2. Die flüssige Butter ca. 20 Minuten im offenen Topf leicht köcheln lassen, bis die klare Butter unter dem Schaum goldgelb geworden ist.
3. Ein feuchtes Geschirrhandtuch in ein Sieb legen und die flüssige Butter hindurchgießen. Im Sieb zurück bleiben der Schaum und der Bodensatz, die gewonnene Flüssigkeit nennt man geklärte Butter, Butterfett oder Ghee.
4. Die geklärte Butter zugedeckt im Kühlschrank aufbewahren. Ghee aus billiger Lagerbutter wird schneller ranzig.

Salate und Rohkost

Grüne Salate und Rohkost sind ein wichtiger Bestandteil einer ausgewogenen Ernährung, denn die darin enthaltenen Mineralstoffe und Enzyme wirken auf den gesamten Stoffwechsel aktivierend und geben uns viel Vitalität und Widerstandskraft. Generell sollten Sie darauf achten, immer verschiedene Salatsorten zusammen zu verwenden, um eine möglichst große Vielfalt zu gewährleisten.

Ich habe für Sie einige Salatvariationen und -dressings zusammengestellt, um Ihnen das wichtige Salatessen im Sinne des Mahindra-Ayurveda lecker und abwechslungsreich zu gestalten. So fällt es gar nicht schwer, jeden Tag eine große Portion Salat zu essen.

Schnelles Salat- und Rohkost-Dressing

Saft von $1/2$ Zitrone
4–5 EL Olivenöl
$1/4$ TL Curry
$1/2$ TL gem. Bockshornkleesamen

$1/4$ TL gem. Schabziger Klee
2 TL Hefeflocken
Pfeffer, Salz
frischer Schnittlauch oder Dill

Alle Zutaten mischen

96

Wintersalat mit pikantem Creme-Dressing

$1/4$ Endiviensalat
$1/2$ Römersalat
$1/2$ Lollo Rosso

$1/4$ Sellerie
1 Karotte
$1/2$ Gurke

Dressing:
Saft von 1 Zitrone
3–4 EL Olivenöl
2–3 Topfen Obstessig
$1/2$ TL Senf

50 ml süße Sahne
$1/4$ TL Curry
1 TL Hefeflocken
Pfeffer, Salz

1. Alle Dressingzutaten miteinander mischen.
3. Karotte, Sellerie und Gurke raspeln, mit dem Dressing vermengen und 10 Minuten stehen lassen.
4. Gewaschenen Salat mit dem Dressing anrichten.

■ Pitta-Typen sollten bei diesem Rezept den Obstessig und Senf weglassen, Kapha-Typen weniger Sahne verwenden.

Roter Rohkost-Salat

2 Rote Bete
3 Karotten
1 TL Honig
$1/2$ TL Pfeffer

Saft von $1/2$ Zitrone
3 EL Olivenöl
frischer Schnittlauch

1. Rote Bete und Karotten möglichst fein raspeln.
2. Eine Soße aus Zitronensaft, Honig, Pfeffer und Olivenöl bereiten, übergießen und gut durchmischen.
3. Gehackten Schnittlauch daruntermengen und die Rote Bete-Rohkost etwas durchziehen lassen.

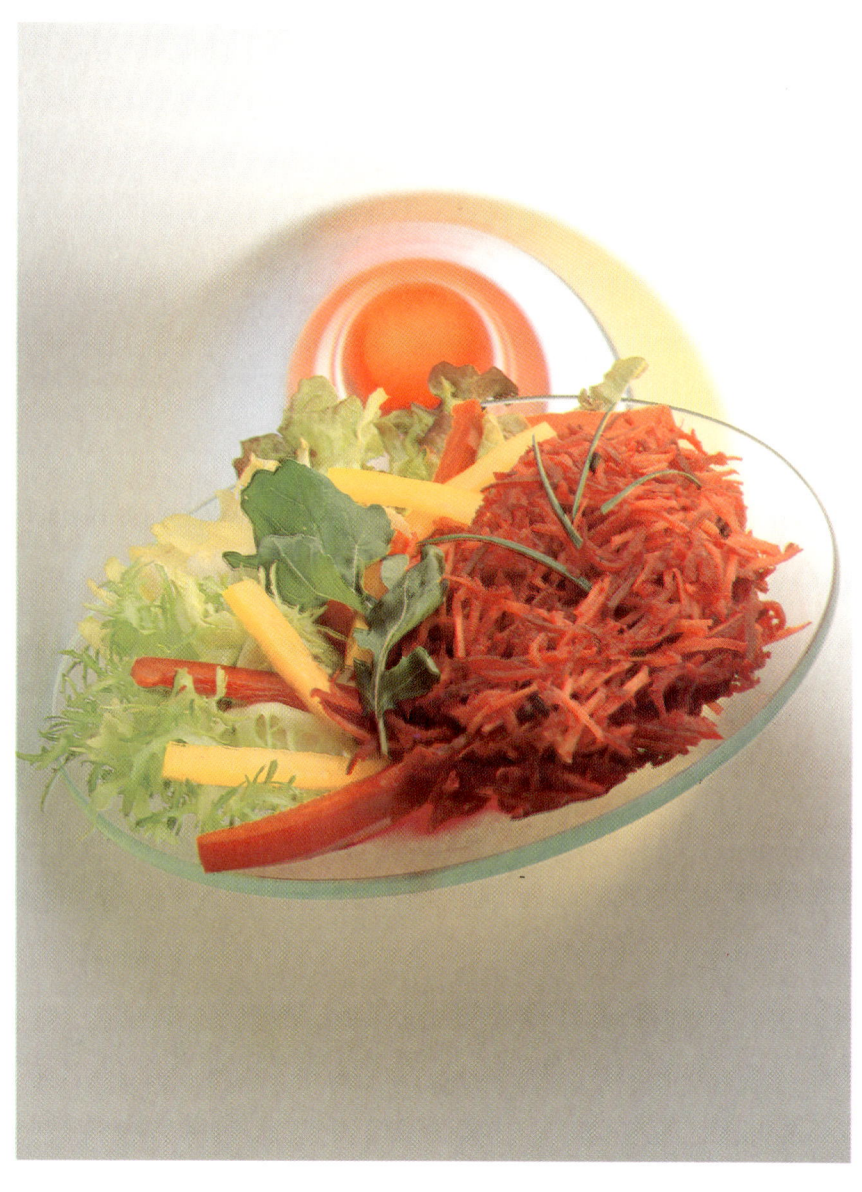

Italienischer Bauern- und Roter Rohkost-Salat

Italienischer Bauern-Salat

¹/₄ Frisée-Salat   2 Chicorée
¹/₂ Eichblattsalat   1 roter Paprika
100 g Rucola-Salat   1 gelber Paprika

Zitronensaft-Olivenöl-Dressing:
Saft von 1/2 Zitrone   ¹/₄ TL gem. Schabziger Klee
4–5 EL Olivenöl   1 TL Hefeflocken
¹/₄ TL Curry   Pfeffer, Salz
¹/₂ TL gem. Bockshornkleesamen   frischer Schnittlauch oder Dill

1. Den Salat gründlich waschen, zerkleinern und abtropfen lassen.
2. Chicorée und Paprikas in ca. 0,5 cm breite Streifen schneiden und zum Salat geben.
3. Zutaten für das Salatdressing mischen.
4. Salat mit dem Dressing anrichten.

Grüner Blattsalat mit Knoblauchsauce

¹/₄ Eisbergsalat   50 g Feldsalat
¹/₂ Kopfsalat   1 Avocado
¹/₄ Radicchio   Kresse oder andere Keimlinge

Öl-Knoblauch-Dressing:
Saft von 1 Zitrone   1 kleine Zwiebel
4 EL Oliven- oder Leinsamenöl   frische Petersilie
1 MS gem. Liebstöckel   Salz
2 Knoblauchzehen, gepreßt

1. Salat waschen und abtropfen lassen.
2. Die Avocado halbieren und in feine Streifen schneiden, die Zwiebel fein hacken.

3. Für das Dressing den Zitronensaft mit dem Öl, den Gewürzen und gepreßten Knoblauch mischen und dann mit den Avocadostreifen und gehackten Zwiebeln mischen, 5 Minuten ziehen lassen.
4. Dressing unter die Salatblätter rühren, mit fein gehackter Petersilie dekorieren.

■ Da die Avocado etwas schwerer zu verdauen ist, sollte dieser Salat als kleine Hauptmahlzeit gegessen werden, oder mit besonders leichter Kost kombiniert werden, wie zum Beispiel einer Gemüsesuppe oder gewürztem Gemüsereis.

Karottensalat

400 g Karotten
4 EL Olivenöl
1 TL Senf
2 TL Himbeeressig

5 EL süße Sahne
1 TL Schabziger Klee
1 MS Curry
Salz

1. Alle Zutaten für das Dressing gut miteinander mischen.
2. Die Karotten grob raspeln und mit dem Dressing 10 Minuten durchziehen lassen.

■ Diese einfache Rohkost schmeckt besonders gut zu Brot mit Knoblauchbutter und Kresse oder Pilzbutter als Aufstrich.

Suppen

Feine Paprikasuppe

3 rote Paprikaschoten
3 gelbe Paprikaschoten
3 grüne Paprikaschoten
Salz
frischer Thymian oder Basilikum

1 EL Butter
1/2 TL Cayenne-Pfeffer
1 TL Curry
2 TL Zitronensaft

1. Rote, grüne und gelbe Paprika getrennt mit je 2 Tassen Wasser, Salz und etwas Butter weichkochen.
2. Die roten Paprika mit Cayenne-Pfeffer würzen und fein pürieren.
3. Die grünen Paprika mit Curry würzen und fein pürieren.
4. Die gelben Paprika mit Zitronensaft vermischen und fein pürieren.
5. Jeweils 1 Schöpflöffel von jedem Püree nebeneinander auf einen Teller geben und mit einer Gabel die einzelnen Farben ineinander ziehen.
6. Eventuell etwas frischen Thymian oder Basilikum fein hacken und über die Suppe streuen.

■ Eine sehr dekorative Vorspeise für jedes festliche Essen.

Bunte Gartensuppe

750 g gemischtes Suppengemüse
(zum Beispiel Karotten, Rosenkohl,
Sellerie, Pastinaken, Chinakohl)
2–3 Kartoffeln
2 Liter Wasser
1 Gemüsebrühwürfel

1 TL Curry
1 TL Paprika, edelsüß
2 EL Butter
frische Petersilie
1 TL Obstessig
Salz

1. Das Suppengemüse putzen und kleinschneiden. Die Suppe mit dem Salz und der Gemüsebrühe aufsetzen und das Gemüse knackig garen.

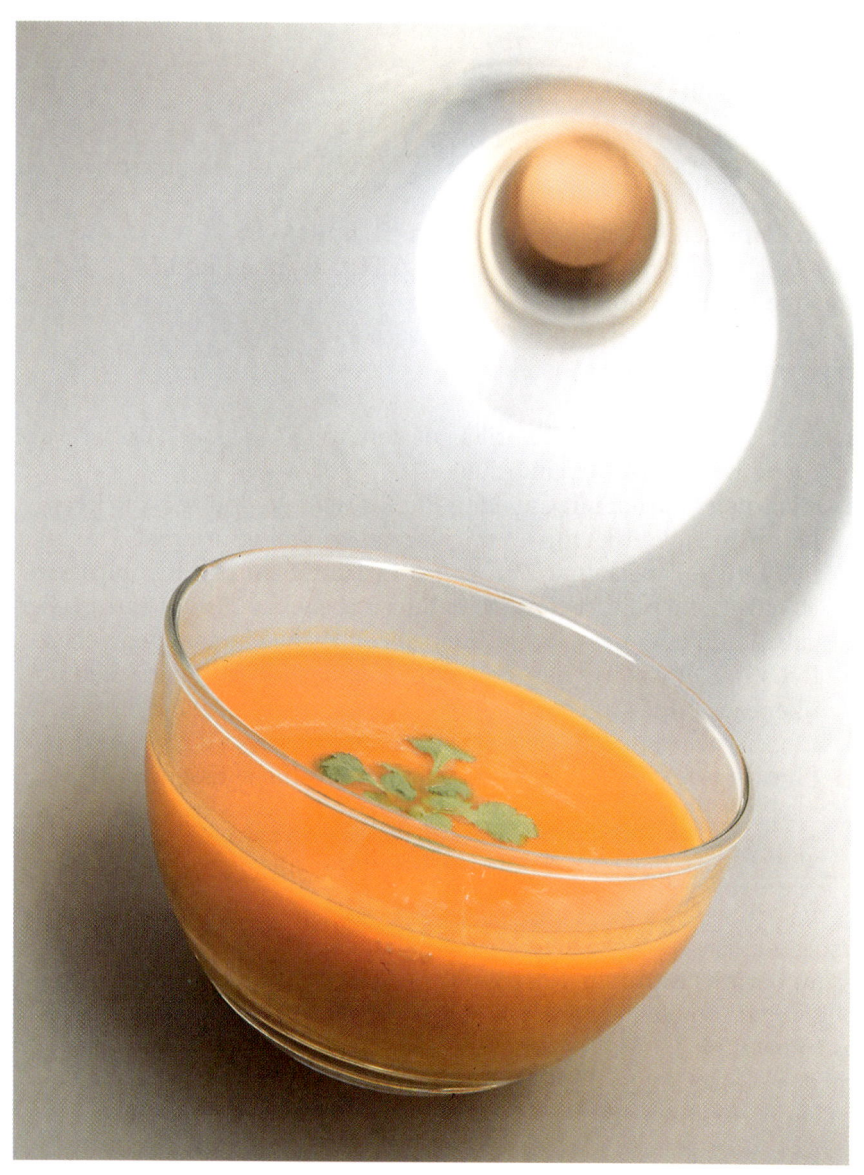

Kürbissuppe

2. Die Kartoffeln schälen, fein raspeln und mit dem Curry und Paprikapulver unter die Gemüsesuppe rühren. 10 Minuten mitköcheln.
3. Mit Butter, etwas Obstessig und fein gehackter Petersilie abschmecken.

Kürbissuppe

1,5 kg Kürbis	1/2 TL Koriander
1 Zwiebel	2 TL Ghee
1 kleine Chilischote	1 EL Butter
1 kleine Scheibe Ingwer	Pfeffer, Salz
1 TL Curry	1/2 Tasse Wasser

1. Den Kürbis schälen, aushöhlen und das Fruchtfleisch in Stücke schneiden.
2. Die Zwiebel schälen, würfeln und in einem schweren Topf in Ghee anbräunen. Den fein geschnittenen Ingwer und die Chilischote hinzufügen und mit einer 1/2 Tasse Wasser aufgießen.
3. Die Kürbisstücke, Curry und Koriander in den Zwiebelsud geben und alles 25 Minuten köcheln lassen. Anschließend die Suppe pürieren und mit Pfeffer, Salz und Butter abschmecken.

■ Eine delikate Suppe, die den Körper wärmt und beruhigt. Für Vata- und Pittatypen sehr gut als Abendessen mit etwas geröstetem Brot geeignet.

Leckerer Nudeleintopf

300 g Suppennudeln (ohne Ei)	1 Gemüsebrühwürfel
1 Zwiebel	2 TL Liebstöckel
3 Karotten	1 TL Cumin
2 Stangen Lauch	2 TL Ghee
1 Brokkoli	Salz

1. Die Zwiebel grob hacken und in einem großen Topf in Ghee anbraten.
2. Das Gemüse putzen, kleinschneiden und zu den Zwiebeln geben.
3. Mit 2 Liter Wasser auffüllen, die Nudeln zugeben und die Suppe würzen.
4. Alles köcheln lassen, bis die Nudeln weich sind.
5. Eventuell noch mit etwas Curry und Obstessig abschmecken.

■ Sehr gut als wärmende und bekömmliche Mahlzeit am Abend geeignet.

Cremige Lauch-Fenchel-Suppe

1 TL Ghee	1 kleine Fenchelknolle
1/2 TL gem. Senfsamen	2 Tassen Wasser
1/2 TL Salz	1 TL Kümmel
2 Lauchstangen	Salz, Muskat, Pfeffer
2 Kartoffeln	frische Kräuter nach Wunsch

1. Lauch waschen und in schmale Ringe schneiden, mit den Senfsamen und dem Salz in Ghee anbraten.
2. Kartoffeln schälen und würfeln. Den Fenchel ebenfalls kleinschneiden.
3. Den Lauch, die Kartoffeln, den Fenchel, Wasser, Kümmel und Kräuter zusammen 25 Minuten garen.
4. Das Gemüse im Mixer pürieren, mit Salz, Pfeffer und Muskat abschmecken.

Linsensuppe mit frischen Kräutern

1,5 l Wasser
150 g schwarze Linsen
150 g gelbe Linsen
5 Zwiebeln
2 TL Ghee
1 Suppengrün
1–2 Gemüsebrühwürfel

1 TL Salz
1 Bund glatte Petersilie
1 Bund Thymian
etwas Koriandergrün oder
gemahlener Koriander
etwas Zitronensaft

1. Die Zwiebeln fein würfeln und in Ghee anbraten. Die gewaschenen Linsen, das Salz und das frische Suppengrün dazugeben und mit etwa 1,5 Liter Wasser auffüllen.
2. Die Linsen bei milder Hitze 45–50 Minuten weich kochen. Dann mit feingehackter Petersilie, Thymian, Pfeffer und Koriander mischen.
3. Die Suppe von der Herdplatte nehmen und nochmals ca. 10 Minuten ziehen lassen, so entfalten die frischen Kräuter ihr volles Aroma. Eventuell mit etwas Salz und Zitronensaft nachwürzen.

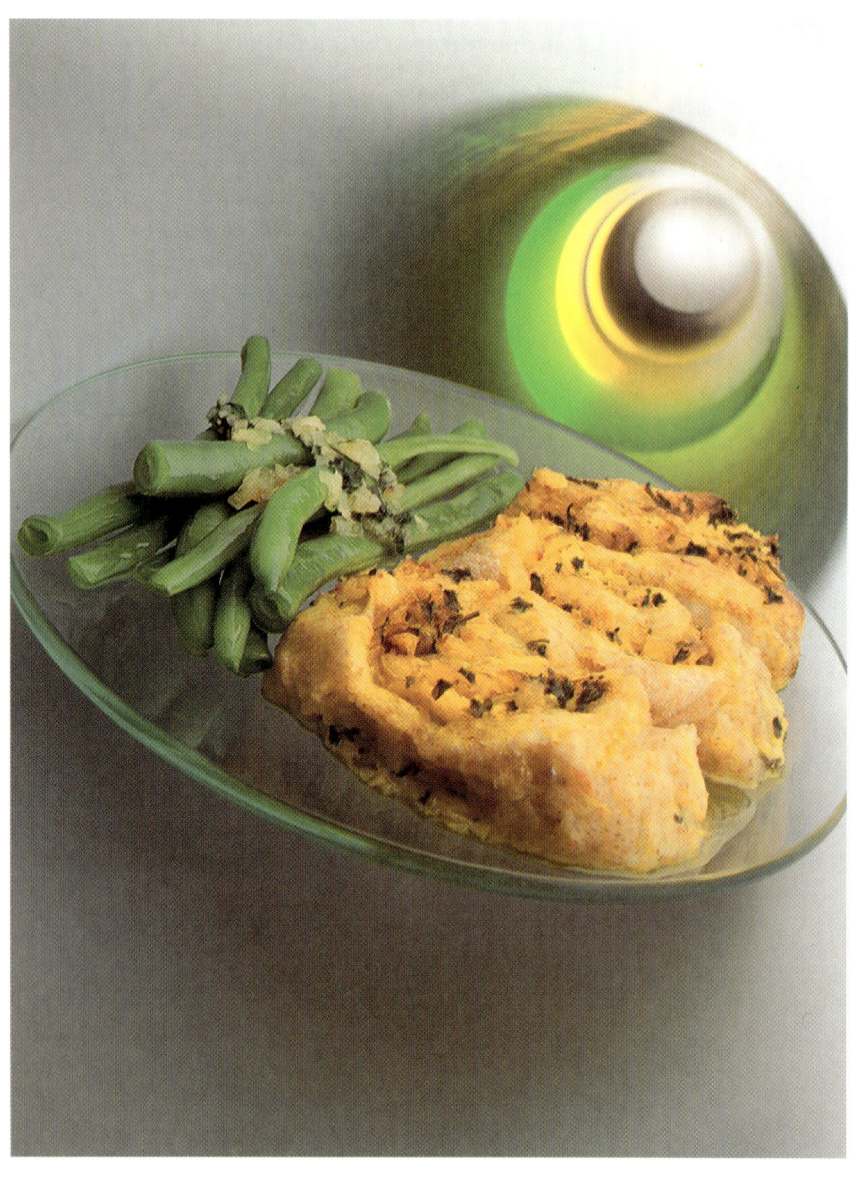

Kartoffelschnecken mit Sauerkrautfüllung und Aromatische Sommer-Bohnen

Gemüse

Aromatische Sommer-Bohnen mit Basilikum

1 kg frische Buschbohnen	1 MS Garam-Masala
2 Zwiebeln	1 MS Curry
2–3 Knoblauchzehen	1 MS Cayenne-Pfeffer
2 TL Ghee	1/2 TL Pfeffer
2 TL getrockneter Basilikum	2 TL Salz
1/2 TL Ingwerpulver	1/2 Tasse Wasser
Zitronensaft	

1. Knoblauchzehen und Zwiebeln kleinhacken und in einem schweren Topf in Ghee kurz anrösten.
2. Die Bohnen mit den Gewürzen und Salz hinzufügen und bei niedriger Hitze dünsten, bis sie gar sind.
3. Gemüse mit Zitronensaft und etwas Ghee abschmecken und noch einmal 5 Minuten im geschlossenen Topf ziehen lassen.

■ Zu diesem besonders wohlschmeckenden Bohnengericht passen Ofenkartoffeln mit Rosmarin oder Kartoffelschnecken mit Sauerkrautfüllung besonders gut.

Indische grüne Bohnen

500 g Stangenbohnen	1 TL Salz
1 EL Ghee	1 MS Cayenne-Pfeffer
1 TL schwarze Senfkörner	1 MS frisch gemahlener
1 kl. Stück frische Ingerwurzel,	schwarzer Pfeffer
in kleine Würfel geschnitten	1 EL Petersilie, fein gehackt
1 mittelgroße Zwiebel,	1 EL Zitronensaft
in kleine Würfel geschnitten	

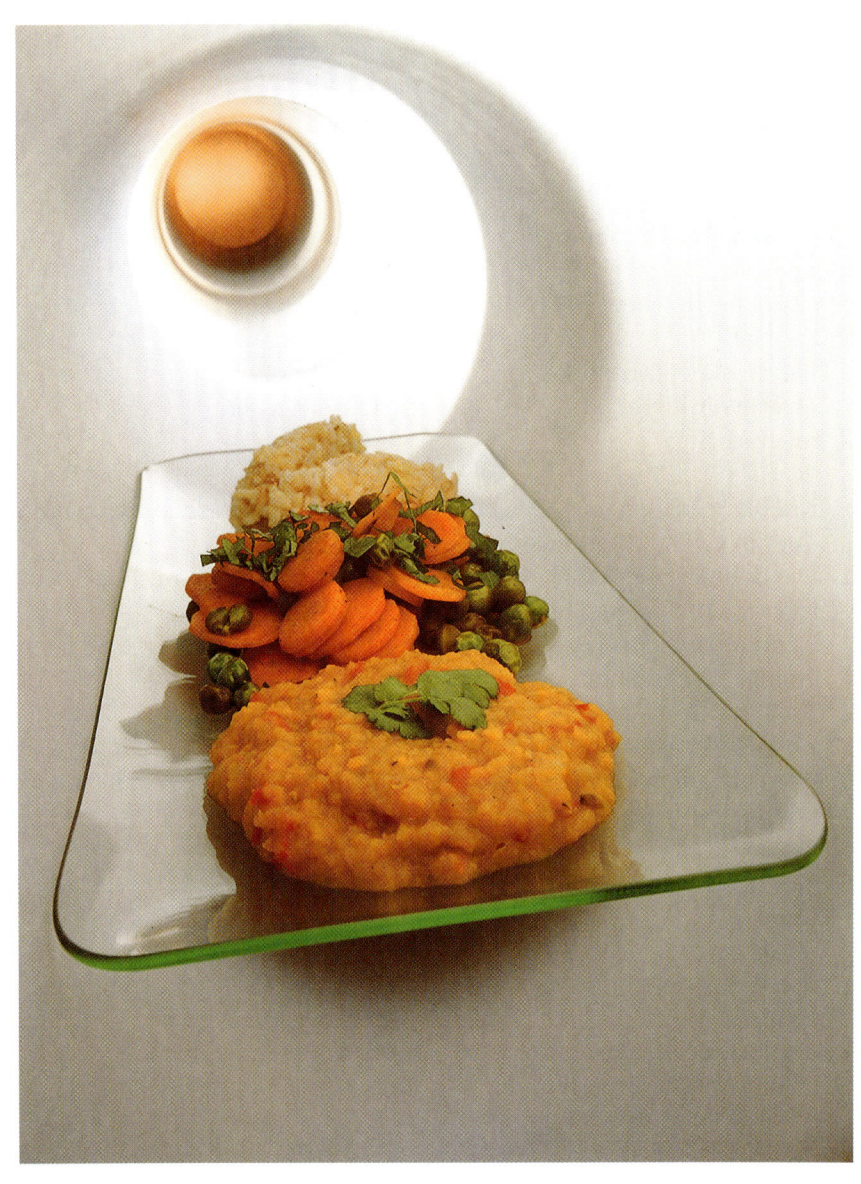

Dal aus roten Linsen, feine Möhren mit Ingwer

1. Ghee im Kochtopf heiß werden lassen, Senfkörner und Ingwer darin unter Rühren kurz dünsten.
2. Zwiebel, Salz, Pfeffer und Cayenne-Pfeffer dazugeben und unter ständigem Rühren im offenen Topf ca. 3 Minuten dünsten.
3. Bohnen waschen, putzen und in ca. $1/2$ cm breite, schräge Streifen schneiden. In den Topf geben, gut umrühren und bei niedriger Temperatur ca. 25 Minuten garen.
4. Zitronensaft und Petersilie unterrühren, eventuell nachsalzen.

■ Dazu schmecken Reis und indische Linsensoße (Dal) oder Kartoffelauflauf.
Original indisch und sehr harmonisch schmeckt das Gericht erst, wenn Sie nach 5 Minuten Garzeit ca. 4 EL fein geriebene frische Kokosnuß unter das Gemüse rühren und mitkochen lassen.

Feine Möhren mit Ingwer

1 kg Karotten	$1/4$ TL Garam-Masala
300 g frische Erbsen	$1/4$ TL Kurkuma
(notfalls tiefgefroren)	2 TL Petersilie
1 EL Ghee	1 TL Salz
1 Scheibe frischer Ingwer	etwas Zitronensaft
$1/2$ TL Koriander	

1. Das Ghee erhitzen und den kleingeschnittenen Ingwer und die Gewürze kurz darin anrösten.
2. Die fein geschnittenen Karottenscheiben, die Erbsen, Petersilie und das Salz hinzufügen.
3. Das Gemüse bei niedriger Hitze im geschlossenen Topf 20 Minuten garen, eventuell etwas Wasser zugeben.
4. Mit etwas Zitronensaft abschmecken.

■ Paßt sehr gut zu Reis und Mung-Dal.

Buntes Gemüse in Maiscreme

1 kleiner Kopf Blumenkohl
250 g Rosenkohl
250 g Karotten
300 g frische oder tiefgekühlte
Erbsen
1 TL Petersilie

$^1/_2$ TL Liebstöckel
$^1/_2$ TL Curry
1 MS Cayenne-Pfeffer
1 TL Salz
2 EL Ghee

1. Von dem Blumenkohl die Röschen lösen, den Strunk schälen und zerkleinern. Den Rosenkohl putzen und die Karotten schälen und in Scheiben schneiden.
2. Das Ghee in einem Topf erhitzen und das kleingeschnittene Gemüse mit den Erbsen und $^1/_2$ TL Salz anbraten, die Gewürze hinzufügen und eventuell etwas Wasser zugeben.
3. Das Gemüse 15 Minuten weich garen.
4. Anschließend mit der Maissoße vermischen und servieren.

Maiscreme:

300 g Gemüsemais
(frisch oder tiefgekühlt)
2 rote Paprikaschoten
1 Tasse Wasser

$^1/_2$ TL scharfes Paprikapulver
$^1/_2$ TL Curry
Pfeffer, Salz
1 TL Senf

1. Mais und gewürfelte Paprika mit Paprikapulver, Pfeffer und Salz 20 Minuten in Wasser kochen.
2. Gemüse mit Curry und Senf pürieren und mit etwas Zitronensaft abschmecken.

Indisches Weißkraut

1 Weißkraut	1 TL Senfsamen
3 TL Ghee	2 TL Kurkuma
1 Scheibe Ingwer	1 TL Paprikapulver
2 Zwiebeln	1 TL Nasi-Goreng-Gewürz
1 $^1/_2$ TL Salz	1 MS Cayenne-Pfeffer
1 $^1/_2$ TL Kümmel	1 Tasse Wasser
1 $^1/_2$ EL Zitronensaft	

1. Kleingehackte Zwiebeln, kleingeschnittener Ingwer, Salz, Kümmel, Senfsamen, Kurkuma und Cayenne-Pfeffer 5 Min. in Ghee dünsten.
2. Die anderen Gewürze unterrühren und das Wasser hinzufügen. Das feingeschnittene Weißkraut hinzutun und unter ständigem Rühren zum Kochen bringen. Den Kohl nun 25 Minuten bei kleiner Hitze zugedeckt garen lassen.
3. Mit Salz und Zitronensaft abschmecken.

Indisches Mischgemüse mit Kartoffeln

2 große Kartoffeln	1 geh. EL fein gehackte Petersilie
2 große Karotten	$^1/_4$ TL Cayenne-Pfeffer
1 Zucchini	2 TL gem. Koriander
200 g grüne Bohnen	4 Nelken
1 $^1/_2$ EL Butterfett (Ghee)	$^1/_4$ TL Zimt
2 mittelgroße Zwiebeln	$^1/_2$ TL gem. Kreuzkümmel
2 TL Salz	2 EL Zitronensaft
Pfeffer, frisch gemahlen	

1. Kartoffeln, Karotten und Zwiebeln schälen und in kleine Würfel schneiden. Zucchini waschen und in größere Würfel schneiden. Bohnen waschen und ca. $^1/_2$ cm breit schräg schnipseln.
2. Ghee zerlassen, Zwiebeln ca. 5 Minuten dünsten, bis sie anfangen, bräunlich zu werden.

3. Topf von der Kochstelle nehmen, Salz und Gewürze gut mit dem Ghee vermischen und wieder auf den Herd stellen, das Gemüse hineingeben, alles gut verrühren.
4. Bei nicht zu hoher Temperatur zum Kochen bringen, dabei hin und wieder umrühren, bis sich genügend Gemüsesaft gebildet hat und nichts mehr anbrennen kann.
5. Bei niedriger Temperatur ca. 25 Minuten nicht zu weich garen.
6. Zitronensaft und Petersilie gleichmäßig unterrühren, eventuell nachsalzen.

Variieren Sie dieses klassische indische Gericht auch mit anderen Gemüsemischungen: zum Beispiel statt grüner Bohnen mit 2 mittelgroßen Auberginen, in Würfel geschnitten.

Indisches Mischgemüse

1 mittelgroßer Kopf Blumenkohl	grüner Pfeffer
500 g grüne Bohnen	1 MS Cayenne-Pfeffer
3 Karotten	1 TL Kurkuma
2 Zwiebeln	1 TL Koriander
2 TL Ghee	1 Knoblauchzehe
2 TL Salz, Pfeffer	Saft von 1/2 Zitrone
frisch geschnittene Petersilie	

1. Feingeschnittene Zwiebeln in Ghee kurz andünsten.
2. Gewaschenes und geschnittenes Gemüse mit dem Salz hineingeben, umrühren und zugedeckt dünsten lassen, bis sich etwas Flüssigkeit aus dem Gemüse gebildet hat.
3. Kurkuma, Koriander, Cayenne-Pfeffer, frischen Pfeffer und Knoblauch unterrühren, noch einmal gut umrühren.
4. Bei niedriger Temperatur zugedeckt weitere 15 Minuten kochen lassen.
5. Das Gemüse mit Petersilie dekorieren.

Eine weitere, sehr delikate Gemüsemischung besteht aus: Kohlrabi, Stangensellerie, Brokkoli und roter Paprika.

Südfranzösische Gemüsepfanne (Bild Seite 134)

1 Gemüsezwiebel	2 Knoblauchzehen, gepreßt
1 EL Ghee	1 TL Thymian
1 große, gelbe Paprika	$^1/_2$ TL Oregano
1 große, rote Paprika	1 TL Salz
2 grüne Paprika	$^1/_4$ TL Cayenne-Pfeffer
2 Auberginen	$^1/_4$ TL Paprikapulver, edelsüß
2 größere Zucchini	2 EL Olivenöl

1. Zwiebel schälen und in grobe Würfel schneiden. Mit Thymian und Salz würzen und in Ghee anbraten.
2. Paprika, Auberginen und Zucchini in Würfel schneiden, zu den Zwiebeln geben, mit dem Cayenne-Pfeffer, Paprikapulver, Oregano und Knoblauch würzen.
3. Gemüse etwas anschmoren lassen und 15 Minuten garen.
4. Mit etwas Salz und 2 EL Olivenöl nachwürzen.

■ Die Ratatouille ist eine leichte und ausgleichende Gemüsezusammenstellung. Das Gemüse wird sämiger, wenn Sie zum Schluß etwas Paprikasoße oder Ajwar (türkisches Paprikapüree) untermischen.

Ratatouille vom Backblech

2 Auberginen, in große Würfel geschnitten	4 Knoblauchzehen quer in dünne Scheiben schneiden
6 Zucchini, in große Würfel geschnitten	2–3 TL Salz
6 Paprika (rot, gelb, grün), vierteln, säubern und quer in breite Streifen schneiden	2 EL Zitronensaft
	$^1/_2$ TL Cayenne-Pfeffer
	2 TL Thymian oder
2 Zwiebeln halbieren und in Längsstreifen schneiden	provenzialische Kräutermischung
	6 EL Öl

1. Den Backofen auf 250 Grad C vorheizen.
2. Das Gemüse auf das emaillierte Backblech des Backofens geben.
3. Alle Gewürze gleichmäßig darüber verteilen und das Öl darüber träufeln, alles gut vermischen.
4. Das Gemüse in den Backofen schieben und auf der 2. Schiene von unten ca. 1 1/2 Stunden backen. Dabei nach jeweils 1/2 Stunde vorsichtig umrühren, damit die oberen Gemüsestücke nicht austrocknen.

■ Dieses Gericht schmeckt warm, lauwarm oder auch kalt am besten zu Basmati-Reis, Nudeln oder Stangenweißbrot. Eventuelle Reste können Sie wieder in einer Auflaufform im Backofen aufbacken.

Orientalisches Rotkraut

2 Zwiebeln	3/4 TL Kurkuma
2 TL Ghee	1/2 TL Garam-Masala
1 Rotkraut	2 TL Salz
3 Nelken	Pfeffer
1/2 TL Ingwer	1/2 Tasse Wasser
Saft von 1/2 Zitrone	

1. Die in Würfel geschnittenen Zwiebeln in Ghee anbraten und das fein geschnittene Rotkraut hinzugeben.
2. Gewürze in etwas Wasser mischen und über das Kraut gießen.
3. Den Kohl gut umrühren und 30 Minuten bei mittlerer Hitze garen. Mit Zitronensaft und Salz abschmecken.

■ Rotkraut ist ein erdiges Gemüse, welches den Körper wärmt und das Kapha stärkt. Als Beilage empfehle ich gebratene Polentascheiben, Kartoffelpüree oder Grünkernknödel.

Rote Bete mit aromatischen Gewürzen

1 kg Rote Bete	$^1/_4$ TL Kurkuma
2 TL Ghee	$^1/_4$ TL Koriander
6–8 Pimentkörner	2–3 EL Zitronensaft
2 Nelken	1–2 TL Salz
$^1/_2$ TL Ingwerpulver	4 EL süße Sahne

1. Rote Bete schälen und in kleine Würfel schneiden.
2. Die Gewürze kurz in Ghee anrösten, dann die Rote Bete-Würfel unterrühren.
3. Die Rote Bete bei mittlerer Hitze im geschlossenen Topf 20–25 Minuten garen, wenn sich nicht genug Flüssigkeit bildet, noch $^1/_2$ Tasse Wasser hinzufügen.
4. Gemüse mit Zitronensaft, süßer Sahne und eventuell etwas Cayenne-Pfeffer abschmecken.

■ Rote Bete sind sehr süß und können leicht das Kapha erhöhen. Deshalb ist es oft für Vata- oder Pittatypen besonders geeignet. Leckere Beilagen hierzu sind Hirse oder Polentagnocci.

Feines Wirsinggemüse

1 mittelgroßer Kopf Wirsing	1 TL Zitronensaft
1 Zwiebel, in Würfel geschnitten	1 TL Kümmel
3 Knoblauchzehen,	1 TL Kurkuma
in dünne Scheiben geschnitten	1 MS Cayenne-Pfeffer
2 TL Butterfett (Ghee)	frisch gem. Pfeffer
1 TL Salz	2 EL Wasser

1. Ghee in großem Topf erhitzen, Zwiebel darin goldgelb dünsten.
2. Topf von der Kochstelle nehmen, Salz und die Gewürze hineinrühren.

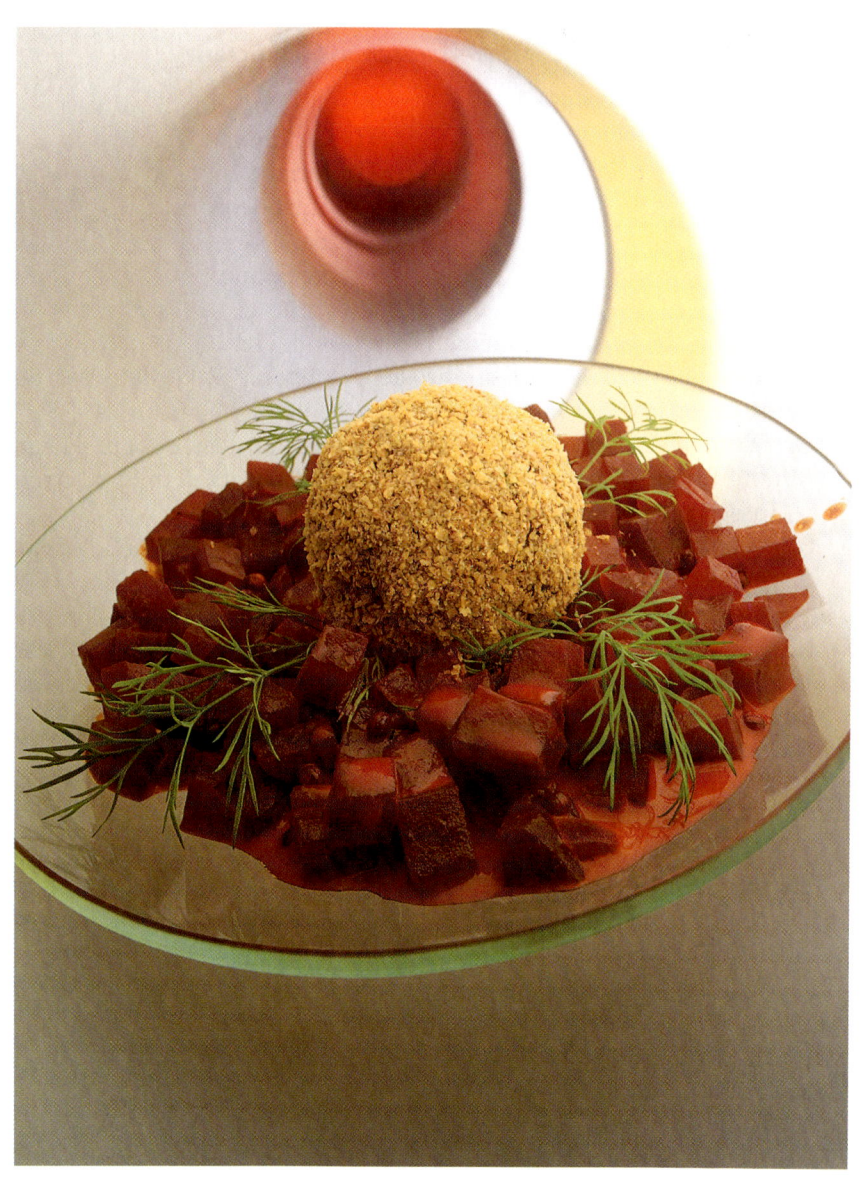

Grünkernknödel auf Rote Bete-Gemüse

116

3. Topf wieder auf die Kochplatte stellen, den Wirsing und das Wasser dazugeben, gut umrühren. Bei kleiner Hitze ca 20. Min. gar kochen.
4. Zitronensaft hinzufügen.

■ Sie können das fertige Wirsinggemüse auch pürieren und zu Bratkartoffeln essen, dabei etwas Gemüsebrühe hinzugeben.

Wirsingpüree

1 mittelgroßer Kopf Wirsing
2 Zucchini
2–3 Kartoffeln
$3/4$ TL Cayenne-Pfeffer
$1/2$ TL Curry
$1/2$ TL Kurkuma
$1/2$ TL Koriander
1 MS Zimt
1 Scheibe feingeschnittener Ingwer
Salz
Zitronensaft
1 Knoblauchzehe, gepreßt

1. Alle Zutaten zusammen garen lassen, bis der Wirsing weich ist.
2. Das Gemüse grob pürieren und mit Zitronensaft, Salz und Knoblauch abschmecken.

■ Paßt sehr gut zu Kichererbsen und Reis oder zu gebackenen Ofenkartoffeln.

Rosenkohl à la Crème

1 kg Rosenkohl
1 Zwiebel
1 TL Salz
1 EL Ghee
$1/2$ Tasse Wasser
$1/2$ TL Honig
$1/44$ TL gemahlener weißer Pfeffer
Mais-Kerbel-Soße

1. Zwiebel in Würfel schneiden und in Ghee mit dem Salz anbraten.
2. Den geputzten Rosenkohl und Honig zu den Zwiebeln geben, mit Wasser aufgießen, mit Pfeffer würzen und 15 Minuten köcheln lassen.
3. Rosenkohl mit der Mais-Kerbel-Soße übergießen.

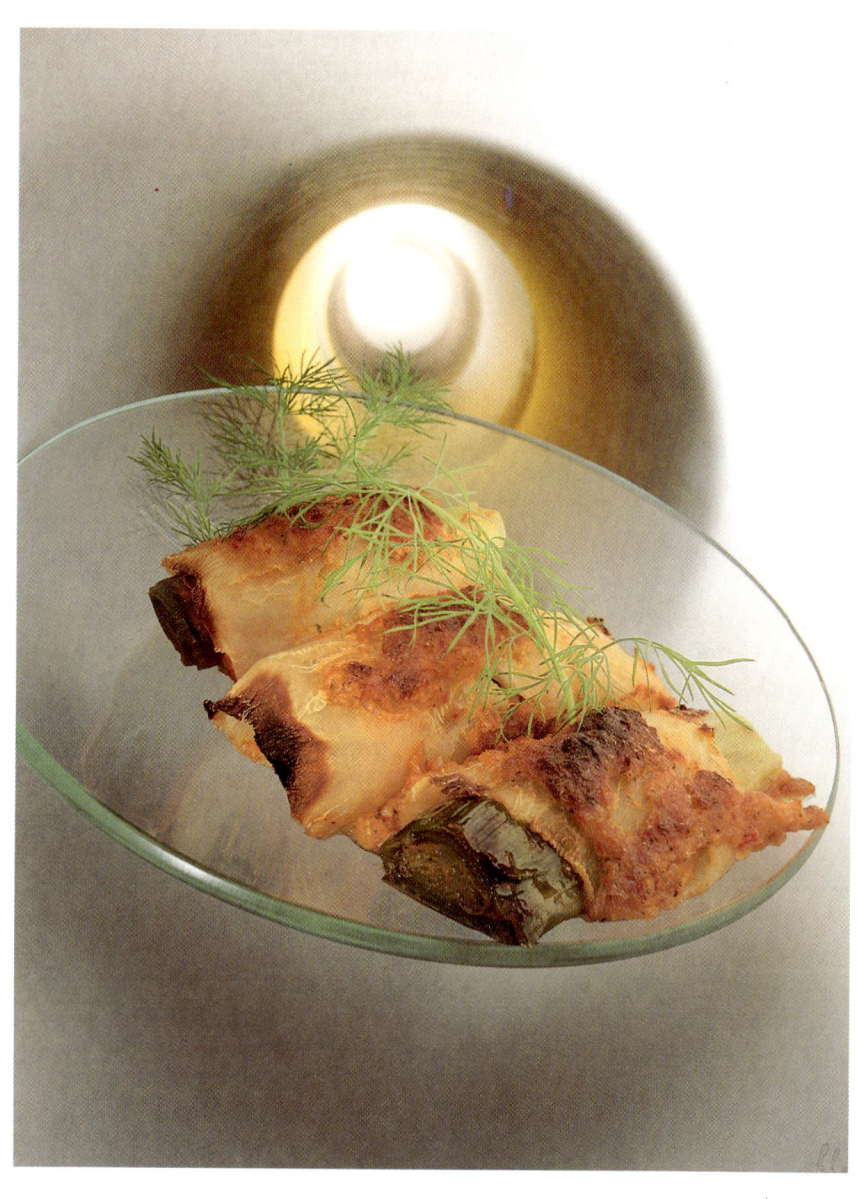

Gefüllte Sellerierollen

118

Mais-Kerbel-Soße:

300 g Gemüsemais
(frisch oder tiefgekühlt)
2 rote Paprika
2 Tassen Wasser
1/2 TL scharfes Paprikapulver
Pfeffer, Salz
1 TL Liebstöckel

1/2 TL Curry
1/2 TL gem. Senfsamen
1 TL Senf
1/2 gepreßte Knoblauchzehe
frischer Koriander oder Dill
Saft von 1 Zitrone

1. Mais und gewürfelte Paprika mit Paprikapulver, Liebstöckel, Pfeffer und Salz 20 Minuten in Wasser kochen.
2. Gemüse mit Curry, Senfsamen, Senf, Knoblauch und feingehackten Kräutern pürieren und mit Zitronensaft abschmecken.

Gefüllte Sellerierollen mit Mais überbacken

1 Sellerieknolle
3 Stangen Lauch
1 Gemüsebrühwürfel
400 g Gemüsemais
Salz, Pfeffer

1/2 Paprikaschote
1 TL Curry
1 TL Senf
frischer Dill oder Koriander

1. Die Sellerieknolle schälen und mit der Brotmaschine in 1/2 cm dicke Scheiben schneiden. Diese in Gemüsebrühe 8 Minuten dünsten. Anschließend in kaltem Wasser abschrecken.
2. Den Lauch in ca. 5–7 cm lange Stücke schneiden (dem Durchmesser der Sellerriescheiben entsprechend) und dann ebenfalls in der Gemüsebrühe dünsten.
3. Die Maissoße zubereiten, indem Sie den Mais in etwas Wasser mit Curry und Salz weichkochen, und mit der 1/2 rohen Paprikaschote, dem Senf, Pfeffer und den frischen Kräutern fein pürieren.
4. Die erkalteten Sellerriescheiben auf der Arbeitsfläche auslegen und mit jeweils 2 EL Maissoße bestreichen. Vorsichtig ein gedünstetes Lauchstück darin einrollen.

5. Alle Sellerie-Röllchen in eine Auflaufform hintereinander legen und zum Schluß mit Maissoße übergießen. 30 Minuten bei 175 Grad C im Backofen backen.

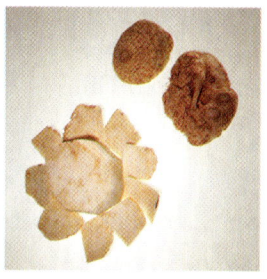 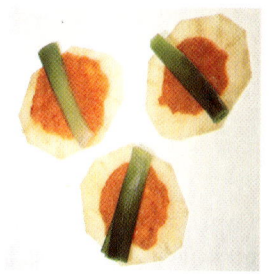 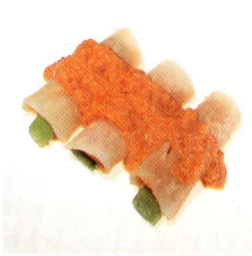

■ Sehr dekorativ als Vorspeise oder Beilage zu scharfen Reisbällchen (Seite 136) oder Grünkernknödeln (Seite 131) und einer fruchtigen Paprikasoße.

Geschmortes Pilzragout mit Erbsen

3 Zwiebeln
500 g Pilze
300 g Erbsen
1–2 EL Ghee
100 ml Weißwein

1 TL Oregano
$^1\!/_2$ Kräuter der Provence
2 Knoblauchzehen
$^1\!/_2$ TL Pfeffer
1 TL Salz

1. Zwiebeln in Halbringe und Pilze in Scheiben schneiden.
2. Ghee erhitzen, das Gemüse, den Weißwein und die Kräuter hineingeben und alles gut durchbraten.
3. Mit Knoblauch, Salz und Pfeffer abschmecken.

■ Dieses Schmorgemüse ist eine meiner liebsten Beilagen zu Nudeln und Paprikasoße.

Gefüllte Zucchini mit pikanter Maissoße

5 mittelgroße Zucchini	$^1/_2$ TL Basilikum
$^1/_2$ Tasse Basmatireis	$^1/_2$ TL Nasi-Goreng-Gewürz
1 Gemüsezwiebel	$^1/_4$ TL Koriander
250 g Champignons	$^1/_4$ TL Cumin, gem.
2 Karotten	2 TL Salz
1 Knoblauchzehe	1 EL Ghee
1 TL Petersilie	1 EL Zitronensaft

1. Die Zucchini in ca. 4 cm dicke Ringe schneiden und die Ringe aushöhlen, so daß ein ca. 0,3 cm dicker Rand stehenbleibt (ein Viereck in das Innere der Zucchinis schneiden und dann die Ringe mit einem Löffel vorsichtig aushöhlen).
2. Die Zucchiniringe 8 Minuten in kochendem Wasser weich garen. Anschließend mit eiskaltem Wasser abschrecken und abtropfen lassen, so behalten die Zucchini ihre Farbe.
3. Die Gemüsezwiebel, Karotten und Champignons in Würfel schneiden, mit der Hälfte des ausgehöhlten Zucchinifleisches und dem Reis, den Gewürzen und dem Knoblauch in Ghee anbraten.
4. Das Pfannengemüse mit einer Tasse Wasser auffüllen und ca. 20 Minuten weich garen. Den Gemüsereis mit dem Zitronensaft abschmecken und etwas abkühlen lassen.
5. Die Zucchiniringe mit dem fertigen Gemüsereis füllen.
6. Gefüllte Zucchini in eine mit Ghee eingefettete, feuerfeste Form geben, mit etwas Butter oder Ghee beträufeln. Im vorgeheizten Backofen bei 150 Grad Celsius 20 Minuten backen.
7. Die fertigen Zucchini zusammen mit der Maissoße und dem restlichen Gemüsereis servieren.

Pikante Maissoße:

300 g gefrorener oder frischer Gemüsemais	1 MS Ingwerpulver
2 mittlere Karotten	1/2 TL Salz
1/4 l Wasser	1 gepreßte Knoblauchzehe
1–2 TL Cayenne-Pfeffer	frische Petersilie
1/2 TL Garam-Masala	1 EL Obstessig oder Zitronensaft

1. Mais und in dünne Scheiben geschnittene Karotten mit Gewürzen und Salz im Wasser 20 Minuten garen. (Frischen Gemüsemais 30 Minuten vorgaren).
2. Gemüse fein pürieren und mit Essig, Knoblauch und Petersilie abschmecken.

■ Gefüllte Zucchini sind eine sehr dekorative Gemüsebeilage oder Vorspeise, die Sie auch mit Schafskäsesoße (anstatt Maissoße) als Pitta-Eiweiß Gericht kombinieren können.

Gebratene Zucchiniwürfel

6–8 Zucchini, in große Würfel geschnitten	1 EL Zitronensaft
2 Zwiebeln, gehackt	1 TL Salz
2 TL Ghee	1/4 TL Cayenne-Pfeffer
	frisch gemahlener Pfeffer

1. Ghee in einer Pfanne erhitzen, alle Zutaten außer dem Zitronensaft hineingeben und bei großer Hitze unter ständigem Rühren ca. 10–15 Minuten leicht bräunen, aber nicht zu weich garen.
2. Zitronensaft unterrühren.

■ Dazu schmecken Hirse, Parboiled-Reis oder italienische Nudeln (ohne Ei) sehr gut.

Schwarzwurzeln in Curryrahm

500 g Schwarzwurzeln
1 Zwiebel
1–2 EL Dinkelmehl
6 EL süße Sahne
1 Gemüsebrühwürfel

1 TL Curry
1/2 TL Koriander
1/2 TL Kreuzkümmel
1 TL Oregano
1–2 TL Salz

1. Die Schwarzwurzeln unter fließendem Wasser schälen, in ca. 5 cm lange Stücke schneiden und diese in 1/2 Liter Gemüsebrühe weich dünsten.
2. Die Gewürze, Sahne und Dinkelmehl vermischen und unter die Schwarzwurzeln mengen. Kurz aufkochen lassen, damit sich die Soße bindet.
3. Eventuell mit etwas Zitronensaft und Muskatnuß abschmecken.

■ Schwarzwurzeln sind eines der wertvollsten Gemüse, das die Natur uns schenkt. Diese Art der Zubereitung schmeckt sehr lecker zu Sechskorn-Frikadellen, Buchweizen oder gebackenem Reis.

Indisches Kohlrabigemüse

2 Kohlrabi
4 mittelgroße Salatkartoffeln
2 Zwiebeln
1/2 grüne Peperoni
1 kleine Ingwerscheibe

1/4 TL Kreuzkümmel, gemahlen
1/2 TL Kurkuma
1 EL Ghee
4 EL Joghurt, natur
Salz, Pfeffer

1. Die Kohlrabi, Kartoffeln und Zwiebeln schälen und in Würfel schneiden, Ingwer und Peperoni fein hacken.
2. In einem großen Topf das Ghee erhitzen, Kreuzkümmel und Kurkuma kurz anrösten.
3. Alle übrigen Zutaten hinzugeben, mit Salz und Pfeffer abschmecken und gut umrühren.

4. Wenn sich etwas Gemüsesud gebildet hat, den Topf gut verschließen und das Gemüse ca. 15 Minuten köcheln lassen.
5. Den Joghurt vorsichtig unter das Gemüse rühren, 5 Minuten im geschlossenen Topf ohne Kochen durchziehen lassen.

■ Dieses Gericht ist besonders im Sommer zu empfehlen, denn es kühlt und erfrischt den Körper. Essen Sie es zusammen mit Reis und Salat. Da Kartoffeln und Joghurt gemeinsam etwas schwerer verdaulich sind, sollten Sie diese leckere Gemüsevariation bei einem sehr schwachen Agni eher meiden.

Schnelle Soßen, Brotaufstriche und feurige Dips

Rote Paprikasoße

1 Zwiebel	4 rote Paprikaschoten
1 TL Salz	1 gelbe Paprikaschote
$1/4$ l Wasser	1 TL Thymian
1 EL Obstessig	

Zwiebel und Paprika grob schneiden und mit Thymian und Salz in Wasser gar dünsten. Den Knoblauch zugeben und das Gemüse zu einer feinen Soße pürieren.

Italienische Paprikasoße

1 Zwiebel	$1/2$ TL Oregano
1 TL Salz	$1/2$ TL Majoran
1 EL Ghee	2 gepreßte Knoblauchzehen
$1/4$ l Wasser	$1/2$ TL Pfeffer
4 rote Paprikaschoten	1 MS Curry
1 gelbe Paprikaschote	

1. Zwiebel in Halbringe schneiden und mit Salz in Ghee anbraten.
2. Etwas Wasser hinzugießen, die grob geschnittenen Paprika, den Knoblauch und die Gewürze hineingeben und für 20 Min. gut kochen lassen.
3. Das Gemüse zu einer feinen Soße pürieren.

Kerbel-Maissoße

300 g Gemüsemais
(frisch oder tiefgekühlt)
2 rote Paprika
2 Tassen Wasser
$^{1}/_{2}$ TL scharfes Paprikapulver
Pfeffer, Salz
1 TL Liebstöckel

$^{1}/_{2}$ TL Curry
$^{1}/_{2}$ TL gem. Senfsamen
1 TL Senf
$^{1}/_{2}$ gepreßte Knoblauchzehe
frischer Koriander oder Dill
Saft von 1 Zitrone

1. Mais und gewürfelte Paprika mit Paprikapulver, Liebstöckel, Pfeffer und Salz 20 Minuten in Wasser kochen.
2. Gemüse mit Curry, Senfsamen, Senf, Knoblauch und feingehackten Kräutern pürieren und mit Zitronensaft abschmecken.

Pikante Maissoße

300 g Gemüsemais
(frisch oder tiefgekühlt)
2 rote Paprika
2 Tassen Wasser
$^{1}/_{2}$ TL Paprikapulver, scharf
Pfeffer, Salz
$^{1}/_{2}$ TL Curry

1 TL Liebstöckel
$^{1}/_{2}$ TL Senfsamen, gem.
1 TL Senf
$^{1}/_{2}$ Knoblauchzehe
frischer Koriander oder Dill
Saft von 1 Zitrone

1. Mais und Paprika mit Paprikapulver, Liebstöckel, Curry und Salz 20 Minuten in Wasser kochen.
2. Gemüse mit Pfeffer, Senfsamen, Senf, Knoblauch und Kräutern pürieren und mit Zitronensaft abschmecken.

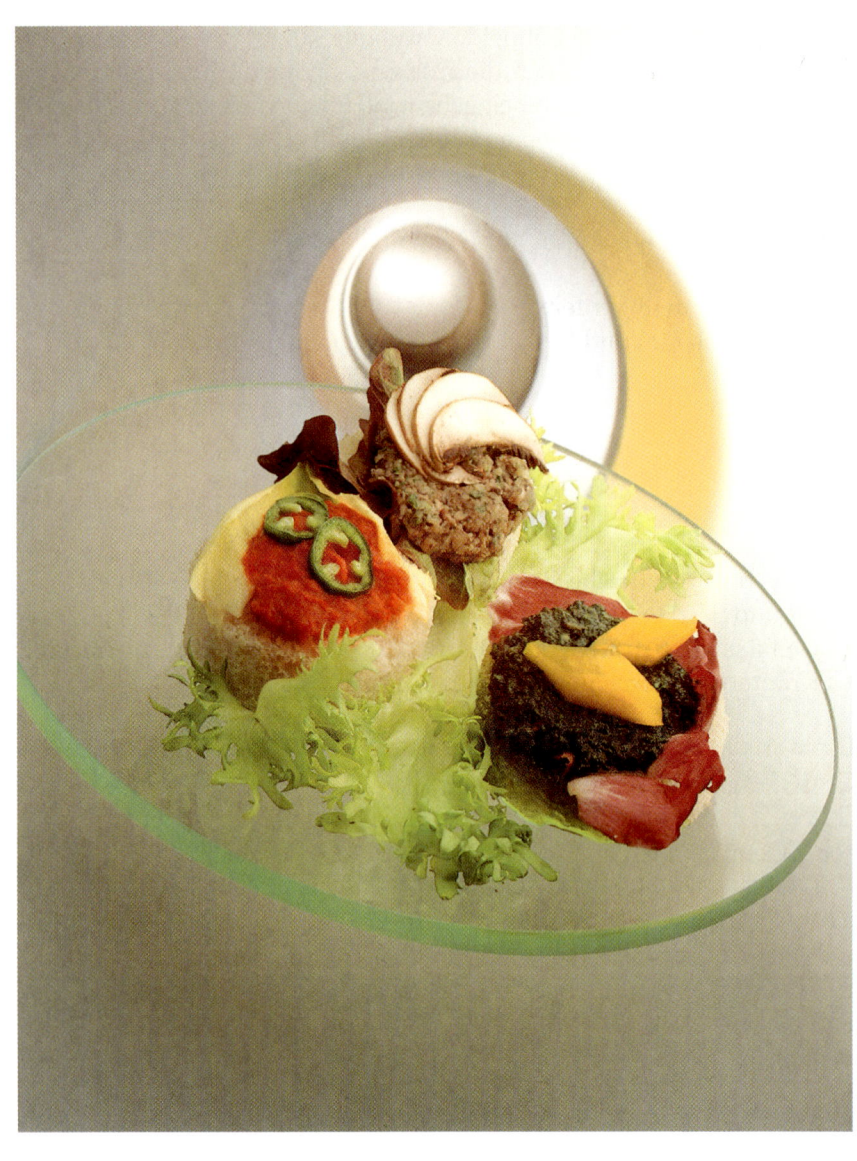

Leckere Brotaufstriche:
Pilzbutter, Feuriges Chili-Relish und Koriander-Chutney

Feuriges Chili-Relish

2 rote Paprika	1 Knoblauchzehe
2 Chili-Schoten	1 TL Curry
1 Tomate	Salz
40 ml Olivenöl	etwas frischer Koriander

Alle Zutaten im Mixer fein hacken und als scharfen Brotaufstrich oder als Beilage zu Reis und Gemüse servieren.

■ Diese scharfe Beilage ist für Pitta-Typen weniger empfehlenswert.

Feine Gemüserahmsoße

3 kleine Stangen Lauch	1 TL Liebstöckel
5 Karotten	1 Würfel Gemüsebrühe
2 Kohlrabi	ca. 50 ml Sahne
1 TL Curry	Salz

Das Gemüse schälen, waschen und in Stücke schneiden. Mit den Gewürzen und etwas Wasser weichkochen, dann fein pürieren. Mit Salz, etwas Sahne und eventuell frischer Petersilie abschmecken.

■ Paßt zu Dinkelnudeln, Kartoffeln oder Hirsebällchen.

Erdnußpesto mit roter Paprika

50 g Erdnüsse	4–5 EL Olivenöl
2 Bund Basilikum	1 Knoblauchzehe
1 Paprika	Pfeffer, Salz

Alle Zutaten im Mixer fein pürieren und vor dem Servieren etwas durchziehen lassen.

Pilzbutter

500 g Steinpilzchampignons
150 g Butter
3 Knoblauchzehen
1 TL Rosmarin

2 EL Hefeflocken
1 EL Ghee
etwas frische Petersilie
Salz, Pfeffer

1. Die Steinpilzchampignons putzen und in Ghee anbraten. Mit Rosmarin würzen und abkühlen lassen.
2. Gebratene Pilze mit Knoblauch, etwas Pfeffer, Salz und Petersilie im Mixer fein pürieren, die Butter und Hefeflocken kurz untermixen.

Kräuter-Knoblauch-Butter

$^1/_2$ Bund Schnittlauch
$^1/_2$ Bund Petersilie
frische Kresse

4–5 Knoblauchzehen
250 g Butter
Salz

Die Kräuter und Knoblauchzehen in der Moulinette fein hacken, die Butter (Zimmertemperatur) und Salz untermischen.

■ Kräuter-Knoblauch-Butter schmeckt herrlich auf geröstetem Dinkelbrot, zu Pellkartoffeln und Vollkornnudeln.

Koriander-Chutney

1 Bund frischer Koriander
1 grüne Peperoni
2 Knoblauchzehen

Saft 1 Zitrone
50 ml Olivenöl, Salz
1 TL Vollrohrzucker

Alle Zutaten im Mixer fein pürieren. Als Brotaufstrich, Rohkost-Dip oder Beilage zu Reis und Gemüse servieren.

Getreide

Gewürzter Buchweizen

1 ¹/₂ Tassen Buchweizen	1 EL Zitronensaft
3 Tassen Wasser	2 TL italienische Kräutermischung
2 TL Butterfett	1 TL Kurkuma
1 Zwiebel, fein gewürfelt	1 ¹/₂ TL Salz
3 Knoblauchzehen, in Scheiben	1 MS Cayenne-Pfeffer
geschnitten	frisch gem. Pfeffer

1. Butterfett im Topf erhitzen, alle Zutaten, außer dem Buchweizen, dem Wasser und dem Zitronensaft dazugeben und ca. 5 Minuten dünsten.
2. Buchweizen hineingeben und unter Rühren heiß werden lassen.
3. Wasser hinzufügen, aufkochen und bei kleiner Hitze ca. 30 Minuten garen.
4. Mit Zitronensaft und eventuell Salz abschmecken.

■ Geschmacklich passen zu Buchweizen am besten Weißkraut, Lauch oder Kohlrabi. Sie können das fertige Gemüse auch mit dem Buchweizen vermischen und in einer feuerfesten Form im vorgeheizten Backofen bei 250 Grad C ca. 20 Minuten backen.

Buchweizenauflauf mit Wirsing

1 Kopf Wirsing	1 Gemüsebrühwürfel
2 Tassen Buchweizen	2–3 Knoblauchzehen
300 g Champignons	1–2 TL Thymian
3–4 Stangen Lauch	1 TL Curry
1 EL Ghee	Muskatnuß

1. Den Buchweizen in der Gemüsebrühe mit etwas Thymian weich kochen.
2. Die Wirsingblätter waschen und blanchieren.
3. Den Lauch und die Champignons in Scheiben schneiden und in Ghee mit etwas Curry anbraten.
4. Eine Auflaufform mit Ghee einfetten, den Buchweizen, das Gemüse und die Wirsingblätter immer abwechselnd darin schichten und diese zum Schluß mit etwas Muskatnuß bestreuen.
5. Abgedeckt bei 175 Grad C ca. 60 Minuten im Backofen backen.

■ Eine herzhafte Mahlzeit für kalte und windige Tage. Dazu paßt sehr gut Karottensalat oder roter Rohkost-Salat.

Dinkel-Grünkern-Bratlinge

1 Tasse Dinkelschrot	$^1/_2$ TL Curry
1 Tasse Grünkernschrot	gem. Pfeffer
4,5 Tassen Wasser	1 MS Cayenne-Pfeffer
2 TL Ghee	1 TL Oregano
1 Zwiebel	1 $^1/_2$ TL Salz
Ghee	

1. Die in Würfel geschnittene Zwiebel in Ghee anbraten.
2. Getreideschrot dazugeben und unter ständigem Rühren anrösten.
3. Mit Wasser ablöschen und Gewürze hineinrühren.
4. Bei niedriger Temperatur im geschlossenen Topf 30 Minuten weich-kochen.
5. Gekochten Grünkernschrot abkühlen lassen.
6. Bratlinge formen und in einer schweren Pfanne oder auf einem Backblech in Ghee von beiden Seiten braun braten.

Grünkernknödel (Bild Seite 116)

2 Tassen Grünkernschrot	1/2 Bund frische Petersilie
5 Tassen Wasser	2 Knoblauchzehen
1 Zwiebel	1 TL Majoran
1 Würfel Gemüsebrühe	1/2 TL Koriander
50 g Weizenkeime	1 TL Nasi-Goreng-Gewürz
50 g Kichererbsenmehl	1 MS Garam-Masala
Salz	

1. Zwiebel feinhacken und in EL Ghee anbraten. Den Grünkernschrot dazufügen und anrösten.
2. Mit dem Waser ablöschen und die Gemüsebrühe und das Nasi-Goreng-Gewürz hinzufügen. Den Grünkern weichkochen bis alle Flüssigkeit verkocht ist.
3. Die Masse etwas abkühlen lassen. Derweil den Knoblauch und die Petersilie fein zerhacken und mit Weizenkeimen und dem Kichererbsenmehl unter die Grünkernmasse kneten.
4. Mit Majoran, Koriander, Salz, Curry und Garam-Masala abschmecken und die Masse zu Tennisball großen Knödeln formen. In Vollkornbrösel leicht wenden und auf einem mit Ghee bestrichenen Backblech bei 175 Grad C 45–60 Minuten backen.

Sechskorn-Frikadellen

200 g Sechskornschrot	1 MS Kardamompulver
200 g Gerstenschrot	1 Knoblauchzehe
1 EL Ghee	1 Scheibe frischer Ingwer
1 TL Curry	5 Karotten
1 TL Cumin	1 Bund frischer Koriander
1/2 TL Koriandersamen	2 kleine Zwiebeln

1. Den Knoblauch und Ingwer feinhacken. Ghee in einem schweren Topf erhitzen.

2. Knoblauch, Ingwer, Curry, Cumin, Koriander und Kardamom in dem heißen Ghee kurz anrösten, Körnerschrot und etwas Salz dazugeben. Mit $^1/_2$ Liter Wasser ablöschen und die Getreidemasse ca. 20 Minuten leicht köcheln. Abkühlen lassen.
3. Die Karotten und Zwiebeln feinraspeln, das Koriandergrün feinhacken und alles unter den Getreidebrei mischen. Kleine Frikadellen formen und diese auf einem gefetteten Blech bei 225 Grad C mindestens 30 Minuten im Ofen backen.

■ Eine delikate Beilage zu Schwarzwurzeln in Curry-Rahm, Rosenkohl à la Crème oder Rote Bete-Gemüse.

Hirse mit Zwiebeln

2 Tassen Hirse	2 Zwiebeln
6 Tassen Wasser	1 $^1/_2$ TL Salz
2 EL Ghee	1 TL Tandoori-Gewürz

1. Die Zwiebeln ganz fein hacken und zusammen mit dem Tandoori-Gewürz in Ghee andünsten.
2. Die gut durchgewaschene Hirse dazugeben und unter ständigem Rühren heiß werden lassen.
3. Mit Wasser und Salz auffüllen und die Hirse bei mittlerer Hitze ca. 25 Minuten leicht köcheln lassen.

Hirsebällchen

1 Tasse Hirse	1 TL Thymian
3 Tassen Wasser	3 mittelgroße Zwiebeln
8 kleine Kartoffeln	2 TL Cuminsamen
1 EL Ghee	1 TL Koriander
1 Peperoni	1 $^1/_2$ TL Nasi-Goreng-Gewürz
1 TL Majoran	$^1/_2$ TL Garam-Masala

1. Hirse in Wasser garkochen, bis die drei Tassen Wasser verkocht sind (ca. 20 Minuten). Abkühlen lassen. Kartoffeln kochen, schälen und zerdrücken.
2. Zwiebeln und Peperoni fein hacken und in Ghee anbraten.
3. Die zerdrückten Kartoffeln, die angebräunten Zwiebeln und die Peperoni mit den Gewürzen unter die abgekühlte Hirse mengen.
4. Aus der Hirse-Kartoffel-Masse kleine Bällchen formen und diese auf einem mit Ghee bestrichenem Backblech im vorgeheizten Backofen bei 200 Grad C 20–25 Minuten backen.

Gebratene Polentascheiben

1 l Wasser
1 ¹/₂ TL Salz
250 g Polenta

1 MS Cayenne-Pfeffer
Pfeffer
1 TL Butter

1. Polenta in das heiße, noch nicht kochende Salzwasser nach und nach einrühren.
2. Gewürze und Butter hinzugeben und die Polenta aufkochen lassen.
3. Bei schwächster Temperatur im geschlossenen Topf 30 Minuten garen lassen.
4. Den heißen Brei in eine Schüssel streichen und abkühlen lassen.
5. Die abgekühlte Polenta (am besten am Tag vorher kochen) in ca. 1 cm dicke Scheiben schneiden und in Ghee von beiden Seiten braten.

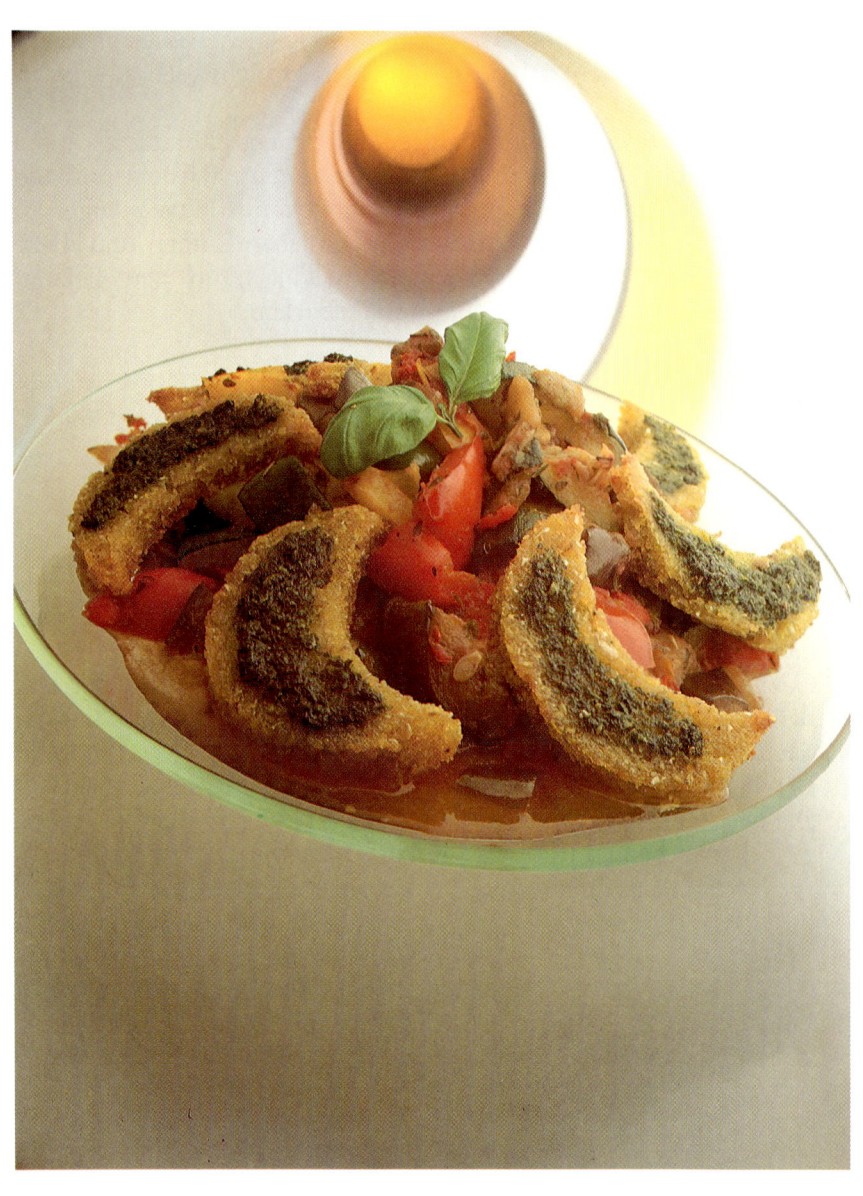

Polentagnocci mit Pestokruste auf Südfranzösischer Gemüsepfanne

Polentagnocci mit Pestokruste

500 g Polenta	3 Knoblauchzehen
1,3 l Wasser	1 EL Ghee
1 Zwiebel	1 TL Curry
1/2 Tasse Olivenöl	1 Gemüsebrühwürfel
frische Kräuter	Salz
(Petersilie, Basilikum, usw.)	2 TL Hefeflocken

1. Ghee erhitzen und die kleingehackten Zwiebeln darin anbräunen. Die Polenta dazu geben und kurz anrösten.
2. Die Polenta mit dem Wasser auffüllen, den Gemüsebrühwürfel dazugeben und alles unter Rühren aufkochen lassen. Den Brei für ungefähr 20 Minuten köcheln lassen, und dabei ab und zu umrühren, um Klümpchenbildung zu vermeiden. Zur Abrundung etwas Salz und Curry hinzufügen.
3. Die fertige Polenta auf ein tiefes, mit Ghee gefettetes Backblech verteilen und erkalten lassen (mind. 3 Stunden).
4. Die frischen Kräuter zusammen mit dem Olivenöl, Knoblauch, den Hefeflocken und dem Salz im Mixer pürieren.
5. Aus der erkalteten Polentamasse mit einem kleinen Glas Plätzchen (Gnocci) ausstechen und diese auf ein mit Ghee bestrichenes Backblech legen.
6. Die Polentagnocci mit der Kräutermischung bestreichen und im Backofen bei 200 Grad C 25 Minuten backen, so daß die Gnocci von außen etwas knusprig sind.

■ Bereiten Sie die Polenta am besten schon am Vortag zu. Polentagnocci sind besonders im Sommer eine sehr schöne Beilage zu Gemüsegerichten wie zum Beispiel Geschmortes Pilzragout mit Erbsen (Rezept Seite 120) oder als kleiner Snack mit Salat.

135

Scharfe Reisbällchen

2 Tassen Basmatireis
1 EL Leinsamen
1 rote Paprikaschote
1–2 Chilischoten

1 Scheibe frische Ingwerwurzel
1 TL Curry
$^{1}/_{2}$ TL Garam-Masala
Salz

1. Basmatireis mit dem Leinsamen in 4 $^{1}/_{2}$ Tassen Wasser weich kochen. Etwas abkühlen lassen.
2. Die rote Paprika mit den Chilis und Gewürzen in etwas Wasser weichdünsten, fein pürieren und unter den Reis mengen.
3. Die lauwarme Masse zu Bällchen formen und diese auf einem gefetteten Backblech bei 175 Grad C 30 Minuten im Backofen backen.

Gelbe Reisbällchen

2 Tassen Basmatireis
1 EL Leinsamen
1 TL Kurkuma
1 TL Nasi-Goreng Gewürz

$^{1}/_{2}$ TL Koriander
$^{1}/_{2}$ TL Kräuter der Provence
1 MS Garam-Masala
Salz

1. Basmatireis mit dem Leinsamen in 4 $^{1}/_{2}$ Tassen Wasser weich kochen. Etwas abkühlen lassen.
2. Gewürze und etwas Salz hinzufügen.
3. Die lauwarme Masse zu Bällchen formen und diese auf einem gefetteten Backblech bei 175 Grad C 30 Minuten im Backofen backen.

Bunter Reis-Salat mit Paprika

2 Tassen Reis
2 rote Paprika
2 grüne Paprika
1 gelbe Paprika
1,5 TL Punch Puran
1 TL Kurkuma
3 EL Olivenöl

1 EL Ghee
1 TL Cayenne-Pfeffer
Saft von einer Zitrone
Etwas frischer Koriander oder
glatte Petersilie
Paprikapulver

1. Punch Puran und Kurkuma in dem Ghee andünsten, den Reis dazu-geben und in vier Tassen Wasser weichkochen.
2. Die in kleine Würfel geschnittene Paprika in den Reis geben, mit Zitronensaft, Cayenne-Pfeffer, Olivenöl und dem Salz würzen und zugedeckt etwas ziehen lassen.
3. Mit dem frischen Koriander oder glatter Petersilie und Paprikapul-ver edelsüß dekorieren.

■ Punch Puran ist eine Gewürzmischung aus verschiedenen Samen. Sollten Sie diese nicht bekommen, so verwenden Sie statt dessen einfach $^1/_2$ TL Fenchelsamen, $^1/_2$ TL Cuminsamen und $^1/_2$ TL schwarze Senfsamen.

Gewürzter Gemüsereis

als Beilage oder einfaches Hauptgericht

2 Tassen Reis
4 Tassen Wasser
1 EL Ghee
1 Zwiebel
3 mittelgroße Karotten
250 g grüne Bohnen

1 TL Cuminsamen
1 TL Kurkuma
1 TL Thymian
$^1/_2$ TL Korianderpulver
$^1/_2$ TL Chilipulver
Salz

1. Zwiebeln in der Moulinette feinhacken, das Gemüse in Stücke schneiden und ebenfalls in der Moulinette grob hacken.
2. Ghee in schwerem Topf erhitzen und die Cuminsamen für eine Minute darin anrösten. Die gehackte Zwiebel zugeben, kurz anbräunen, dann das restliche gehackte Gemüse und den gewaschenen Reis unterrühren.
3. Wasser, Gewürze und Salz hinzufügen, aufkochen lassen und dann bei reduzierter Hitze garköcheln.
4. Eventuell mit Knoblauch, etwas Zitronensaft und frischen Kräutern (zum Beispiel: gehacktem Koriander oder Dill) abschmecken.

■ Gemüsereis ist eine einfache, sehr bekömmliche und schnell zubereitete Hauptmahlzeit. Sehr lecker zusammen mit indischem Joghurt (Raita, Rezept S. 185), feurigem Chili-Relish oder Koriander-Chutney.
Natürlich können Sie diesen Reis auch als Beilage zu allen Gemüsegerichten reichen.

Gebackener Reis

ca. 500 g gekochter Reis
1 EL Ghee
1 TL Curry
1 TL Cuminsamen

1 TL Nasi-Goreng-Gewürz
1/2 Gemüsebrühwürfel
1/2 TL Koriander, gemahlen

Gewürze im Ghee anrösten, bis sich ein guter Duft entwickelt, den gekochten Reis hinzufügen und anbraten. Eventuell den Reis zum Schluß mit etwas Olivenöl abschmecken.

Kartoffeln

Füllung:
300 g tiefgekühlte Erbsen
700 g Kartoffeln
2 1/2 TL Kreuzkümmel
2 TL Curry
1 TL Koriander
1/2 TL Cayenne-Pfeffer
1/2 TL Ingwerpulver
1 TL Kurkuma
1 TL Garam-Masala
3 TL Oregano
1 1/2 TL Salz

Teig:
500 g gesiebtes Dinkel- oder
Kichererbsenmehl
2 TL Salz
3–5 EL Olivenöl
ca. 1 Tasse Wasser

1. Die Kartoffeln weichkochen, schälen und mit den Erbsen und Gewürzen vermischen, die Kartoffeln dabei etwas zerdrücken.
2. Das Mehl, Salz und Öl mit den Fingerspitzen zu einer flockigen Masse zerreiben und mit etwas Wasser zu einem festen Teig kneten.
3. Den Teig in kleine Bällchen teilen und diese zu Kreisen mit ca. 10 cm Durchmesser ausrollen. Diese Teigfladen halbieren.
4. Die gerade Seite der halbkreisförmigen Teigfladen mit Wasser anfeuchten und den Halbkreis zu einem kegelförmigen Hütchen falten, indem die gerade Seite des Halbkreises an ihrer Mitte eingeknickt wird und die so entstehenden beiden geraden Seitenstücke zusammengedrückt werden (siehe Zeichnung).
5. In die kegelförmigen Teigtaschen die Kartoffelmasse füllen und den oberen, runden Teigrand ebenfalls anfeuchten und schließen.
6. Teigtaschen auf einem eingefetteten Backblech im vorgeheizten Ofen bei 200 Grad C ca. 30 Min. backen (bis sie oben braun werden), umdrehen und weitere 10 Minuten backen. Die Samosas sind fertig, wenn sie rundherum angebräunt sind und sich beim Beklopfen hohl anhören.

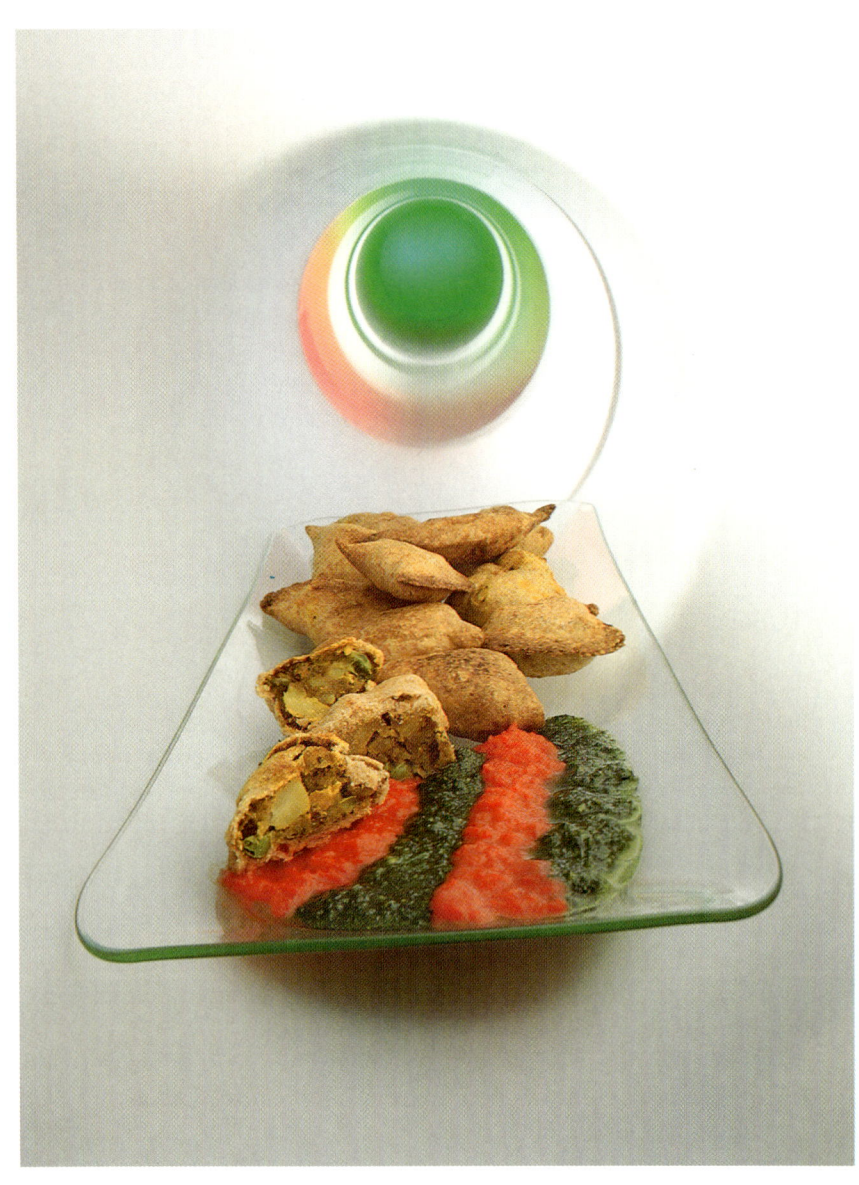

Samosas mit Pastinaken-Dip und Pesto

Minz-Chutney:

1 Bund frische Minze
100 ml Sahne
1 grüne Peperoni
2 TL Vollrohrzucker
1/2 TL Garam masala
1 EL Zitronensaft
etwas Salz

Alle Zutaten gemeinsam im Mixer pürieren.

Ofenkartoffeln mit Rosmarin

pro Person

3 Kartoffeln	Kreuzkümmelsamen
Ghee	Rosmarin ganz,
Salz	frisch oder getrocknet

1. Die Kartoffeln kochen und schälen.
2. Ein Backblech dick mit Ghee einfetten und mit Salz, Kreuzkümmel-samen und Rosmarin bestreuen.
3. Die Kartoffeln halbieren, auf das Blech legen und mit etwas flüssi-gem Ghee beträufeln. Dann noch einmal mit Salz und etwas Kreuz-kümmel bestreuen.
4. Die Kartoffeln ca. 35 Minuten im vorgeheizten Backofen bei 175 Grad C backen, bis sie schön knusprig und braun sind.

Kartoffelpüree

1 kg Kartoffeln
1 TL Salz
Muskatnuß, gem.

2 Tassen Wasser
4-6 EL Sahne

1. Die Kartoffeln schälen und in Würfel schneiden. 20 Minuten in Salzwasser kochen.
2. Die sämig gekochten Kartoffelwürfel pürieren, etwas Sahne zufügen und je nach Geschmack mit etwas Muskatnuß abschmecken.

■ Sehr gut schmecken dazu orientalisches Rotkraut, feine Möhren mit Ingwer und Wintersalat mit würzigem Creme-Dressing.

Kartoffel-Sellerie-Püree

2–3 Kartoffeln
$1/2$ Sellerie

1 TL Butter
Salz, Muskat, Cayenne-Pfeffer

1. Die geschälten Kartoffeln und den Sellerie weichkochen und zusammen mit der Butter und den Gewürzen pürieren.
2. Den Backofen auf 200 Grad C vorheizen und das Püree in einer Auflaufform überbacken.

■ Paßt sehr gut zu rotem Rohkostsalat und feinem Wirsinggemüse.

Kartoffel-Schwarzwurzel-Püree

500 g Schwarzwurzeln
10 Kartoffeln
700 ml Wasser
1 TL Liebstöckl

$3/4$ TL Garam-Masala
1 TL Salz
Saft von $1/2$ Zitrone
1 MS Muskat

1. Schwarzwurzeln unter fließendem Wasser oder in einer Schüssel mit Zitronenwasser schälen und in 5 cm lange Stücke schneiden.
2. Kartoffeln schälen und in Würfel schneiden.
3. Gemüse mit den Gewürzen 35 Minuten in Wasser kochen, pürieren und mit Muskatnuß und Zitronensaft abschmecken.

■ Dieses etwas süßliche Püree bietet einen angenehmen Kontrast als Beilage zu allen scharfen Gemüsegerichten.

Kartoffelschnecken mit Sauerkrautfüllung (Bild Seite 106)

1 kg Kartoffeln weichkochend
150 g Dinkel- oder Grünkernmehl
2 TL Salz
1 TL Biobin (Johanneskrautmehl)
1 EL Leinsamen

400 g Sauerkraut
2 Zwiebeln
100 ml Sahne
1 Bund frische Petersilie
1 TL Kurkuma
1 TL Koriander, flüssiges Ghee

1. Die geschälten Kartoffeln würfeln, in etwas Wasser weich kochen und anschließend pürieren.
2. Eine halbe Tasse Wasser erhitzen und mit den Leinsamen gemeinsam aufkochen.
3. Das Kartoffelpüree mit dem Leinsamenschleim, Mehl, Biobin und 2 TL Salz zu einem glatten Teig verrühren. Diesen dann in 5 Teile teilen – Vorsicht der Teig klebt!
4. Für die Sauerkrautfüllung die Zwiebeln grob hacken und mit Kurkuma und Koriander in 2 EL Ghee anbraten, das Sauerkraut hinzufügen und 15 Minuten köcheln lassen, bis die Flüssigkeit verdunstet

ist. Mit frischer Petersilie und der Sahne verfeinern und alles mit einer Moulinette oder einem großen Messer grob durchhacken.

5. Die Kartoffelschnecken werden geformt, indem Sie auf Ihrer Arbeitsfläche genügend Mehl verteilen und den ersten Teil des Kartoffelteiges zu einem ca. 15 x 15 cm großen Viereck ausrollen, bis es die Dicke von ca. 1–2 cm hat. Die Sauerkrautmischung dünn darauf verteilen und vorsichtig zu einer Rolle aufrollen.

6. Von der Rolle 5 cm dicke Scheiben abschneiden und längs herum in eine mit Ghee gefettete Auflaufform setzen, so daß die Schneckenform in Erscheinung tritt. Auf jede Schnecke 1 EL flüssiges Ghee geben. Alle zusammen bei 175 Grad C 45 Minuten auf mittlerer Schiene backen.

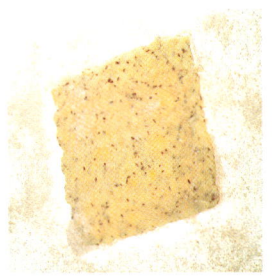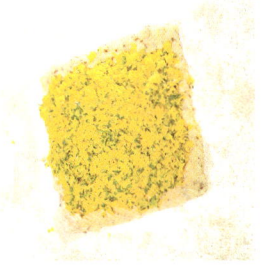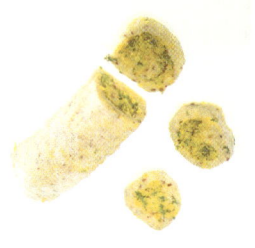

Dieses Rezept ist zwar etwas schwierig, doch die Kartoffelschnecken mit Sauerkrautfüllung schmecken so phantastisch, daß sich die Zeit und Mühe unbedingt lohnen. Als Beilage empfehle ich grüne Bohnen mit Basilikum oder Spargel in heller Rahmsoße.

Kartoffelauflauf

8–10 große Kartoffeln	300 ml Wasser
3 Stangen Lauch	3 Knoblauchzehen
1 Zwiebel	1 TL Thymian
500 ml Sahne	1 TL Kreuzkümmel
Pfeffer, Salz	

1. Die Kartoffeln schälen und in sehr feine Scheiben schneiden, zum Beispiel mit dem Kartoffelschäler oder dem Gurkenraspel.
2. Den Lauch in 2 cm breite Ringe schneiden und mit der gehackten Zwiebel, dem Thymian und Kreuzkümmel in Ghee weichdünsten.
3. Die Sahne mit dem Wasser, dem gepreßten Knoblauch, dem Pfeffer und dem Salz zu einer Soße vermischen.
4. Eine eingefettete Auflaufform wechselweise mit Kartoffeln, Lauch und Sahnesoße füllen und den Auflauf bei 200 Grad C mindestens 1 Stunde backen.

■ Schmeckt auch sehr gut, wenn Sie statt Thymian viel frischen Rosmarin verwenden.

Kartoffelsalat

8 Kartoffeln	Salz, Pfeffer
5 Zwiebeln oder 2 Gemüsezwiebeln	Petersilie
$^1/_4$ Sellerieknolle	Paprikapulver, edelsüß
Mais-Mayonnaise	

1. Kartoffeln 35–40 Minuten kochen und kalt werden lassen.
2. Mais-Mayonnaise zubereiten.
3. Zwiebeln würfeln und den geschälten Sellerie raspeln.
4. Die Zwiebeln, den Sellerie und die Kartoffeln mit Salz und Pfeffer würzen und vorsichtig die Mais-Mayonnaise unterheben.
5. $^1/_2$ Tag zugedeckt stehen lassen und mit Petersilie und Paprikapulver dekorieren.

Mais-Mayonnaise:

1 Maiskolben oder	1 MS Curry
2 Tassen tiefgefrorene Maiskörner	Salz
Wasser	1 Bund Schnittlauch
Saft von $^1/_2$ Zitrone	1 MS Borretsch

1. Den Maiskolben 50 Minuten kochen und die Maiskörner mit einem Messer ablösen. Falls tiefgefrorener Mais verwendet wird, diesen 10 Minuten kochen.
2. Den Mais mit $^1/_2$ Tasse Kochwasser, Zitronensaft und Salz pürieren und dann mit Borretsch, Curry und Salz würzen. Den feingehackten Schnittlauch als Dekoration darüberstreuen.

Hülsenfrüchte

2 Tassen Mung Dal (gelbe Linsen)	2 TL gem. Kreuzkümmel
1 große Zwiebel	1 EL Koriander gemahlen
1 EL Ghee	$^1/_2$ TL Chilipulver
3 Lorbeerblätter	1 MS Asafötida (Hing Pulver)
2 TL Kurkuma	$^1/_2$ TL Anis
$^1/_2$ TL Salz	1 MS Nelkenpulver
1 MS Ingwerpulver	$^1/_2$ TL Zimt
1 TL schwarze Senfkörner	1 EL frische Korianderblätter

1. Dal gut waschen und in doppelter Menge Wasser, mit Lorbeerblättern, Kurkuma und Salz 25 Minuten weichkochen. Den beim Kochen entstehenden Schaum abschöpfen.
2. Ghee in einer Pfanne erhitzen, zuerst Senfsamen und Kreuzkümmel, dann die restlichen Gewürze anbraten und die geschnittenen Zwiebeln hinzugeben. Achten Sie darauf, daß die Gewürze nicht anbrennen.
3. Wenn die Zwiebeln glasig sind, den Pfanneninhalt mit dem fertigen Dal vermischen und 5 Minuten durchziehen lassen.
4. Mit Salz abschmecken und mit kleingehacktem frischem Koriander garnieren.

Dal aus roten Linsen (Bild Seite 108)

2 Zwiebeln
1 Peperoni
1 roter Paprika
2 TL Ghee
1 TL Kreuzkümmel
1/4 TL Garam-Masala
3 Tassen Wasser

1/2 TL Koriander
1 TL Curry
1 Knoblauchzehe, gepreßt
Saft einer 1/4 Zitrone
1 TL Salz
1 Tasse rote Linsen

1. Zwiebeln, Peperoni und Paprika in ganz feine Würfel schneiden.
2. Zwiebeln und Kreuzkümmel mit Paprika und Peperoni in Ghee anrösten. Wasser aufgießen.
3. Die Linsen waschen und das Wasser zum Kochen bringen. Die Linsen dem sprudelnden Wasser zufügen.
4. Die Linsen einmal aufkochen lassen, einmal umrühren. Später die Linsen nicht mehr umrühren, sonst wird der Dal später nicht sämig.
5. Die roten Linsen 20–25 Min. bei niedriger Hitze in Ruhe köcheln lassen.
6. Mit Koriander, Garam-Masala, Zitronensaft und Knoblauch abschmecken.

■ Dieses Gericht am besten mittags essen, da zu dieser Zeit das Agni am stärksten brennt. Jetzt können die etwas schwer verdaulichen Linsen besser umgesetzt werden. Paßt zu allen indischen Reis- und Gemüsegerichten.

Kichererbsen

350 g Kichererbsen
2 Zwiebeln
2 Tomaten
2 EL Ghee
1 EL Kardamomkapseln
1 Zimtstange

5 Curryblätter
(oder 1 TL Currypulver)
1 Scheibe frischer Ingwer
1 TL Koriander
1 MS Garam-Masala

1. Die Kichererbsen über Nacht in Wasser einweichen. Am nächsten Tag 2 Stunden in genügend Wasser weichkochen.
2. Das Ghee in einem Topf erhitzen und alle Gewürze darin andünsten. Den Ingwer dazu feinhacken oder reiben und die Zimtstange zweimal durchbrechen.
3. Nach 2–3 Minuten die gehackten Zwiebeln und fein geschnittenen Tomaten dazugeben und mitdünsten.
4 Die weichen Kichererbsen in diesen Sud geben und alles zusammen nochmals 20 Minuten köcheln lassen.

■ Kichererbsen sind generell etwas schwerer zu verdauen, deshalb sollten diese am besten mittags mit indischem Mischgemüse und Reis gegessen werden. Wenn das Agni schwach ist, darf man nur wenig von diesen köstlichen Hülsenfrüchten verspeisen.

Bohnentatar

500 g getrocknete Feuerbohnen   2 Knoblauchzehen
2–3 TL Majoran   1 Gemüsebrühwürfel
Zitronensaft

1. Die Bohnen über Nacht in Wasser einweichen.
2. Bohnen, Majoran und Knoblauch in ca. $1/2$ Liter Gemüsebrühe weichkochen und erkalten lassen.
3. Portionsgerecht durch den Fleischwolf drehen und mit etwas Zitronensaft beträufeln.

■ Kann sehr gut als Brotaufstrich oder Beilage mit Rohkost gegessen werden.

Back- und Teigwaren

Spinat-Blätterteig-Pastete in pikanter Maissoße

300 g Blätterteig, gefroren
2 Zwiebeln
300 g Spinat, gedünstet
2 TL Ghee

1 TL Thymian
2 Knoblauchzehen, gepreßt
Pfeffer, Salz

1. Die Zwiebeln hacken und in Ghee andünsten, den Spinat, Knoblauch und die Gewürze hinzugeben und 10 Minuten dünsten lassen.
2. Die Scheiben des gefrorenen Blätterteigs etwa auf doppelte Größe ausrollen und mit 3 Teigscheiben den Boden einer mit Ghee bestrichenen Form oder eines Kuchenblechs auslegen.
3. Den angedünsteten Spinat auf dem Teig verteilen, noch einmal mit Salz, Pfeffer und Knoblauch nach Geschmack nachwürzen.
4. Den Spinat mit den restlichen Teigscheiben bedecken und die Pastete 15 Minuten stehen lassen.
8. Den Backofen auf 225 Grad C vorheizen. Die Gemüsepastete 30 Minuten backen.
9. Mit pikanter Maissoße servieren.

Pikante Maissoße:

300 g Gemüsemais
(frisch oder tiefgekühlt)
2 rote Paprikaschoten
2 Tassen Wasser
1/2 TL Paprikapulver, scharf
Pfeffer, Salz
1/2 TL Curry

1 TL Liebstöckel
1/2 TL Senfsamen, gem.
1 TL Senf
1 Knoblauchzehe
frischen Koriander oder Dill
Saft von 1/2 Zitrone

1. Mais und Paprika mit Paprikapulver, Liebstöckel, Curry und Salz 20 Minuten in Wasser kochen.
2. Gemüse mit Pfeffer, Senfsamen, Senf, Knoblauch und Kräutern fein pürieren und mit Zitronensaft abschmecken.

Gemüsepizza

Teig:
350 g Dinkelmehl
1 Päckchen frische Hefe
1 TL Salz
1/8 l warmes Wasser
1 TL Honig
60 g flüssige Butter

Belag:
1 Gemüsezwiebel
1 Zucchini
300 g Champignons
200 g Maiskörner
1 grüner Paprika,
Pizzagewürz,
Pfeffer, Salz, Knoblauch,
Italienische Paprikasoße

1. Das Mehl in eine Schüssel sieben, in der Mitte eine Kuhle machen und die Hefe dort hineinbröseln.
2. Den Honig, das Salz und das Wasser mit der Hefe zu einem glatten Brei verrühren und leicht mit Mehl überdecken. Ein Tuch über die Schüssel decken, den Teig eine Stunde warm stellen und gehen lassen.
3. Das Gemüse für den Belag in feine (ca. 0,5 cm breite) Streifen schneiden.
4. Das Mehl mit der in der Mitte befindlichen Hefe gut vermengen und mit der flüssigen Butter gut durchkneten. Den Teig gehen lassen.
5. Den Dinkelteig auf ein gefettetes Backblech ausrollen und noch einmal kurz gehen lassen.
6. Pizzaboden mit der Hälfte der Paprikasoße bestreichen. Zuerst die Zucchinischeiben, dann die Paprika und Pilze und zum Schluß die ganz fein geschnittenen Zwiebelringe und Maiskörner auf der Pizza gleichmäßig verteilen.
7. Den Rest Paprikasoße über das Gemüse geben, mit Pizzagewürz, Pfeffer, Salz und Knoblauch nach Geschmack nachwürzen.
8. Die Pizza in den auf 175 Grad C vorgeheizten Backofen geben und ca. 30 Minuten backen, bis die Ränder braun und knusprig sind.

Italienische Paprikasoße:

1 Zwiebel	¹/₂ TL Oregano
1 TL Salz	¹/₂ TL Majoran
1 EL Ghee	2 Knoblauchzehen
¹/₄ l Wasser	¹/₂ TL Pfeffer
4 rote Paprikas	1 MS Curry
1 gelbe Paprika	

1. Zwiebel schälen, zu Halbringen schneiden und mit Salz in Ghee anbraten.
2. Wasser aufgießen, die kleingeschnittenen Paprikas, den Knoblauch und die Gewürze hineingeben und 15–20 Minuten kochen.
3. Gemüse fein pürieren.

Lauchhörnchen

400 g Blätterteig	1 TL Petersilie
4 Stangen Lauch	3 EL Sahne
2 EL Dinkelmehl	1 EL Ghee
2 TL Liebstöckel	Pfeffer, Salz

1. Den Lauch in breite Ringe schneiden und in Ghee andünsten. Gewürze und etwas Wasser hinzufügen.
2. Dinkelmehl in ¹/₂ Tasse Wasser auflösen, mit dem Lauch und der Sahne kurz aufkochen lassen, so daß es sich zu einer Soße bindet.
3. Die einzelnen Blätterteigscheiben auf der Arbeitsfläche ausbreiten, jeweils mit etwas Lauchgemüse füllen und zu einem Hörnchen aufrollen. 35–45 Minuten im Backofen bei 175 Grad C backen.

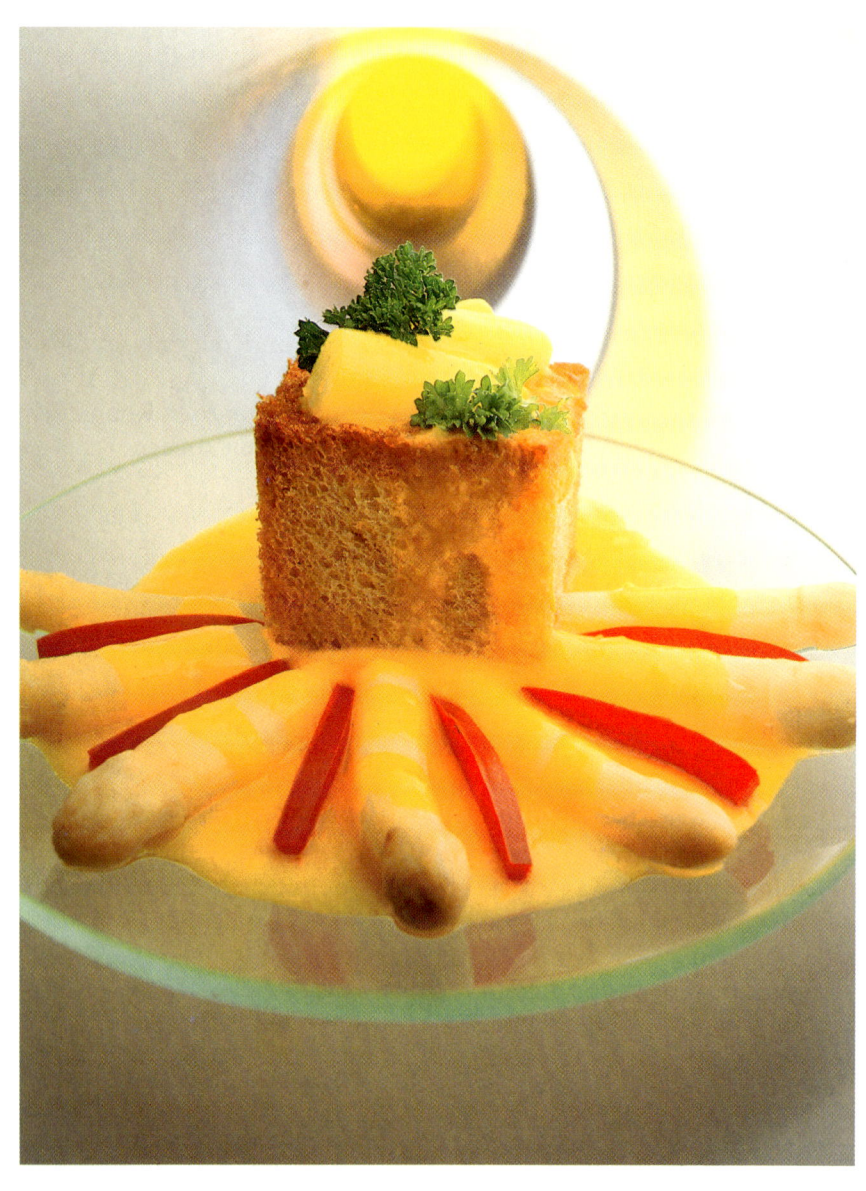

Krustaden mit Spargel

Krustaden mit Spargel

1 Vollkorntoastbrot
etwas Olivenöl

Spargelfüllung:

500 g Spargel	1 EL Dinkelmehl
2 EL Ghee	3 EL Sahne
1 MS Cuminpulver	frische Petersilie
Salz	

1. Vom Toastbrot die Kruste abschneiden und das Brotinnere in 4 gleichgroße Vierecke schneiden. (siehe Abbildung S. 154)
2. Die einzelnen Brotwürfel innen aushöhlen, indem Sie mit einem scharfen Küchenmesser ein inneres Quadrat ausschneiden. Die Brotkörbchen (Krustaden) sollten einen Rand von ca. 1,5 cm haben.
3. Die leeren Brotgehäuse mit Olivenöl bestreichen und 25 Minuten im Backofen bei 175 Grad C backen.
4. Den Spargel schälen und die Schalen in 300 ml Salzwasser mit etwas Honig, Butter und Zitronensaft auskochen.
5. Spargelschalensud abgießen und darin in Stücke geschnittenen Spargel weich garen.
6. Eine Tasse Spargelsud abnehmen und mit dem Dinkelmehl, Sahne und Cuminpulver glatt rühren.
7. Unter die fertigen Spargel geben, kurz aufkochen lassen, so daß sich die Soße bindet. Eventuell mit etwas Zitronensaft abschmecken.
8. Die fertigen Krustaden mit dem Spargelgemüse füllen, restliche Spargel daneben legen, mit gehackter Petersilie dekorieren und zu Kartoffeln servieren.

■ Eine sehr dekorative Vorspeise oder Bereicherung fürs festliche Büffet.

1 Dinkelvollkorntoastbrot

Gemüsefüllung:

1 kleine Zwiebel	1 TL Liebstöckel
2 Schwarzwurzeln	1/2 TL Garam-Masala
2 Karotten	1/2 TL Curry
8 kleine Rosenkohl	1 EL Dinkelmehl
1 Würfel Gemüsebrühe	2 EL Sahne
1 EL Ghee	Pfeffer und Salz
1 TL Obstessig	

1. Vom Toastbrot die Kruste abschneiden und das Brotinnere in 4 gleichgroße Vierecke schneiden.
2. Die einzelnen Brotwürfel innen aushöhlen, indem Sie mit einem scharfen Küchenmesser ein inneres Quadrat ausschneiden. Die Brotkörbchen (Krustaden) sollten einen Rand von ca. 1,5 cm haben.
3. die leeren Brotgehäuse mit Olivenöl bestreichen und 25 Minuten im Backofen bei 175 Grad C backen.
4. Für die Gemüsefüllung das Gemüse schälen, Schwarzwurzeln in 1 cm dicke Scheiben schneiden, Karotten würfeln. Schwarzwurzeln, Karotten und Rosenkohl in 250 ml Wasser mit der Gemüsebrühe und dem Liebstöckelgewürz knackig garen.
5. Die Zwiebel feinhacken, in 1 EL Ghee anbraten, Curry und Garam-Masala zufügen.

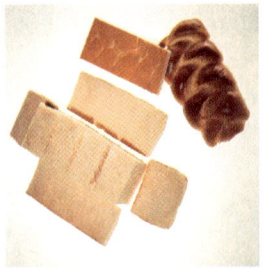 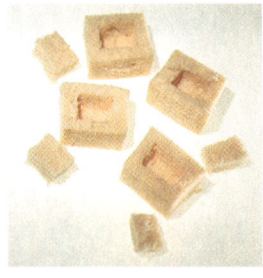 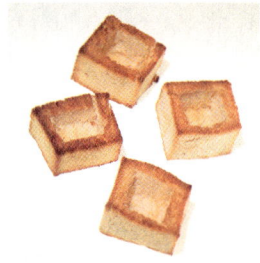

6. Die Gemüsebrühe in eine große Tasse abgießen, mit dem Dinkelmehl glattrühren und zu den Zwiebeln geben. Sahne unterrühren, die Schwitze kurz aufkochen lassen. Zu dem gegarten Gemüse geben, mit Pfeffer, Salz und Obstessig abschmecken.
7. Die Gemüsefüllung in die fertigen Krustaden geben und sofort servieren.

Nudeln mit Austernpilzen

500 g Tagliatelle oder andere Nudeln	1/2 TL Oregano
1 Gemüsezwiebel	1/2 TL Salbei
300 g Austernpilze	1 EL Ghee
3 rote Paprika	2 EL Olivenöl
2 Knoblauchzehen	4 EL Sahne
100 ml Weißwein	Pfeffer, Salz

1. Paprika in große Stücke schneiden, in 150 ml Wasser mit 1 TL Salz weichkochen, fein pürieren.
2. Die Gemüsezwiebel und Austernpilze in feine Streifen schneiden und in einem Eßlöffel Ghee mit dem gehackten Knoblauch braten.
3. Die Paprikasoße, Olivenöl, Sahne, Weißwein, Kräuter und Gewürze unterühren und mit den Nudeln servieren. Eventuell etwas Hefeflocken überstreuen.

■ Austernpilze sind etwas schwerer verdaulich als andere Pilze. Natürlich können Sie statt dessen auch zum Beispiel Champignons verwenden. Bei Vata- oder Pittastörungen den Weißwein gegen etwas Zitronensaft austauschen.

Überbackener Nudelauflauf mit Zucchini

6–8 Zucchini, in große Würfel geschnitten
2 Zwiebeln, gehackt
2 TL Ghee
1 TL Salz
¼ TL Cayenne-Pfeffer

frisch gemahlener Pfeffer
1 EL Zitronensaft
Paprikasoße (halbe Menge)
1 TL Ghee
250 g italienische Nudeln ohne Ei,
»al dente« gekocht

1. Ghee in einer Pfanne erhitzen, alle Zutaten außer dem Zitronensaft und den Nudeln hineingeben und bei großer Hitze unter ständigem Rühren ca. 10–15 Minuten leicht bräunen, aber nicht zu weich garen.

2. Zitronensaft unterrühren.

3. 1 TL Ghee in einer Auflaufform zerlassen, gekochte Nudeln hineingeben, Zucchiniwürfel darüberschichten, Paprikasoße gleichmäßig darüber verteilen und im vorgeheizten Backofen bei 250 Grad C ca. 20 Minuten backen.

Süßspeisen, Kuchen und Desserts

Kürbispudding

750 g Kürbis
¹/₄ l Wasser
1 TL Vanille
1 TL Zimt
1 MS Anis
1 MS Ingwer

3 EL Honig
Saft von ¹/₂ Zitrone
3 EL Maranta-Stärke
(Pfeilwurzelmehl)
Ahornsirup

1. Kürbis schälen, grob würfeln und im Wasser 15 Minuten kochen.
2. Gewürze, Honig und Zitronensaft hinzufügen und den Kürbis fein pürieren.
3. Die Marantastärke in etwas Wasser auflösen, unter die pürierte Masse rühren und erneut aufkochen lassen.
4. Die Kürbismasse in Dessertschälchen geben und erkalten lassen.
5. Mit Ahornsirup und etwas geschlagener Sahne dekorieren.

■ Maranta-Stärke ist ein sehr gutes Bindemittel. Es wirkt äußerst wohltuend auf den Magen und harmonisiert das Pitta und Agni.

Süße Polentaküchlein

700 ml Wasser
2 Nelken
3 Kardamom-Kapseln
250 g Maisgrieß (Polenta)
¹/₂ TL Zimt
1 TL Koriander
1 TL Ingwerpulver
1 MS Bourbon-Vanille

abgeriebene Schale von
¹/₂ unbehandelten Zitrone
1 EL Zitronensaft
3 EL Honig
1 TL Butter
2 EL Ahornsirup
1 TL Zitronensaft

1. Wasser mit Nelken und dem Inhalt der Kardamom-Kapseln erhitzen.
2. Maisgrieß in das Wasser rühren. Gewürze und Zitronenschale hinzufügen.
3. Unter ständigem Rühren aufkochen lassen. Bei niedriger Temperatur 30 Minuten kochen lassen, bis die Körnchen weich sind.
4. Zitronensaft, Honig und Butter unterrühren und noch 15 Minuten auf der ausgeschalteten Kochplatte stehen lassen.
5. In 4 kleine Schüsseln füllen und erkalten lassen.
6. Zum Servieren die Küchlein stürzen und mit einer Soße aus Ahornsirup und etwas Zitronensaft übergießen.

Maronen-Grünkernflammeri

150 g Grünkerngrieß
100 g Maronen, gekocht
und geschält
1 Karotte, möglichst süß
3 TL Ghee
$1/2$ l Wasser
1 TL Bourbon-Vanille

$1/2$ TL Zimt
$1/2$ TL Kardamom
50 g Butter
3 EL Honig
2 EL Zitronensaft
Ahornsirup nach Geschmack

1. Grünkerngrieß in 2 TL Ghee erhitzen und anrösten, dabei ständig rühren.
2. Maronen und Karotten fein mahlen und in 1 TL Ghee anbraten. 1 EL Honig hinzufügen.
3. Den Grieß mit Wasser aufgießen, Gewürze hinzufügen und 20 Minuten köcheln lassen. Ab und zu umrühren, damit sich keine Klümpchen bilden.
4. Die Maronenmasse hinzugeben und mitkochen lassen.
5. Nach 10 Minuten Butter, Honig und Zitronensaft unterrühren.
6. Den gegarten Grieß in eine Form geben, erkalten lassen, dann umstürzen und mit Ahornsirup beträufeln.

■ Ein nährender Nachtisch, gut geeignet für kalte Wintertage.

Götterspeise aus Marantastärke

4 gestrichene EL Maranta-Stärke
4 Tassen kaltes Wasser
4 gehäufte TL gefriergetrocknetes
Rote Bete-Pulver
1 TL Bourbon-Vanille

$^1/_2$ TL Kardamom
Saft einer $^1/_2$ Zitrone
2 EL Honig
2 EL Ahornsirup

1. Maranta-Stärke, Rote Bete-Pulver und Gewürze im kalten Wasser gleichmäßig verrühren.
2. Masse unter ständigem Rühren zum Kochen bringen und 1 Minute kochen lassen.
3. Honig, Ahornsirup und Zitronensaft unter die Masse rühren. In einer Glasschüssel erkalten lassen.

■ Dieses Dessert ist besonders schnell und einfach zuzubereiten. Für Pitta-Typen wirkt es geradezu therapeutisch, da es Magenreizungen und Übersäuerung ausgleichen kann. In diesem Falle bitte weniger süßen.

Süße Reisbällchen

3 EL Haferflocken
150 g gekochter Reis
2 gekochte Karotten
Vollkornsemmelbrösel

$^1/_2$ TL Kardamom
$^1/_2$ TL Vanille
$^1/_2$ Zimt
4–5 EL Honig

1. Den weichgekochten Reis und Karotten zusammen ganz fein pürieren, Gewürze, Haferflocken und den Honig unterrühren.
2. Zu kleinen Bällchen formen (Vorsicht klebt!) und dann in Semmelbrösel wenden.
3. Auf einem gefetteten Backblech verteilen und bei 150 Grad C 30 Minuten lang backen.

Auberginengrütze

2 Auberginen	$^1/_4$ TL Kardamom
2 TL Rote Bete-Pulver	$^1/_2$ TL Anis
2 EL Honig	1 TL Bourbon-Vanille
1 EL Ahornsirup	1 MS Nelkenpulver
$^1/_2$ TL Zimt	Saft von $^1/_2$ Zitrone
Honig	

1. Auberginen schälen und in kleine Würfel schneiden.
2. Mit Honig, Ahornsirup, Gewürzen und etwas Wasser zum Kochen bringen und im geschlossenen Topf ca. 25 Minuten weichkochen.
3. Masse pürieren und mit Zitronensaft, Rote Bete-Pulver und Honig abschmecken.

Auberginen-»Marmelade«

2 Auberginen (ca 600 g), geschält und gewürfelt	1 geh. EL Rote Bete-Pulver
3 EL getrockneter Zuckerrohrsaft	1 MS Zimt
1 EL flüssiger Honig	1 MS Vanille
	1 EL Zitronensaft

1. Die ersten drei Zutaten in einen Topf geben, ca. 30 Minuten kochen.
2. Die restlichen Zutaten unterrühren und das Ganze weitere 5 Minuten im offenen Topf kochen, bis die Flüssigkeit weitgehend verdampft ist.
3. Alles pürieren.

Die »Marmelade« hält sich 1–2 Wochen im Kühlschrank

Kürbismus

1 kg Kürbis
2 EL Honig
1 EL Ahornsirup
1 TL Zimt
1/2 TL Anis

1 TL Bourbon-Vanille
1 MS Nelkenpulver
1 MS Ingwerpulver
Saft von 1/2 Zitrone
Honig

1. Den Kürbis aushöhlen, schälen und in kleine Würfel schneiden.
2. Mit Honig, Ahornsirup, Gewürzen und etwas Wasser zum Kochen bringen und im geschlossenen Topf ca. 25 Minuten weichkochen.
3. Masse pürieren und mit Zitronensaft und Honig abschmecken.

Karottenhalva

4–5 Karotten, fein geraspelt
4 EL Kokosraspeln
100 ml Sahne
2 EL Ghee
75 g Grieß

2 TL Kardamom
1 TL Zimt
4 EL Vollrohrzucker
2–3 EL Ahornsirup
1 TL Rosenwasser

1. Das Ghee in einem schweren Topf erhitzen, die fein geraspelten Karotten mit dem Vollrohrzucker und den Gewürzen anbraten.
2. Die Kokosraspeln zusammen mit der Sahne hinzufügen und alles unter Rühren 5 Minuten köcheln lassen.
3. Den Grieß dazufügen und die ganze Masse weitere 15 Minuten durchziehen lassen. Ab und zu umrühren.
4. Mit Zitronensaft, Ahornsirup und eventuell etwas Kardamom verfeinern und erkalten lassen.

■ Dieses köstliche Dessert sollten Kapha-Typen nur in kleinen Mengen genießen.

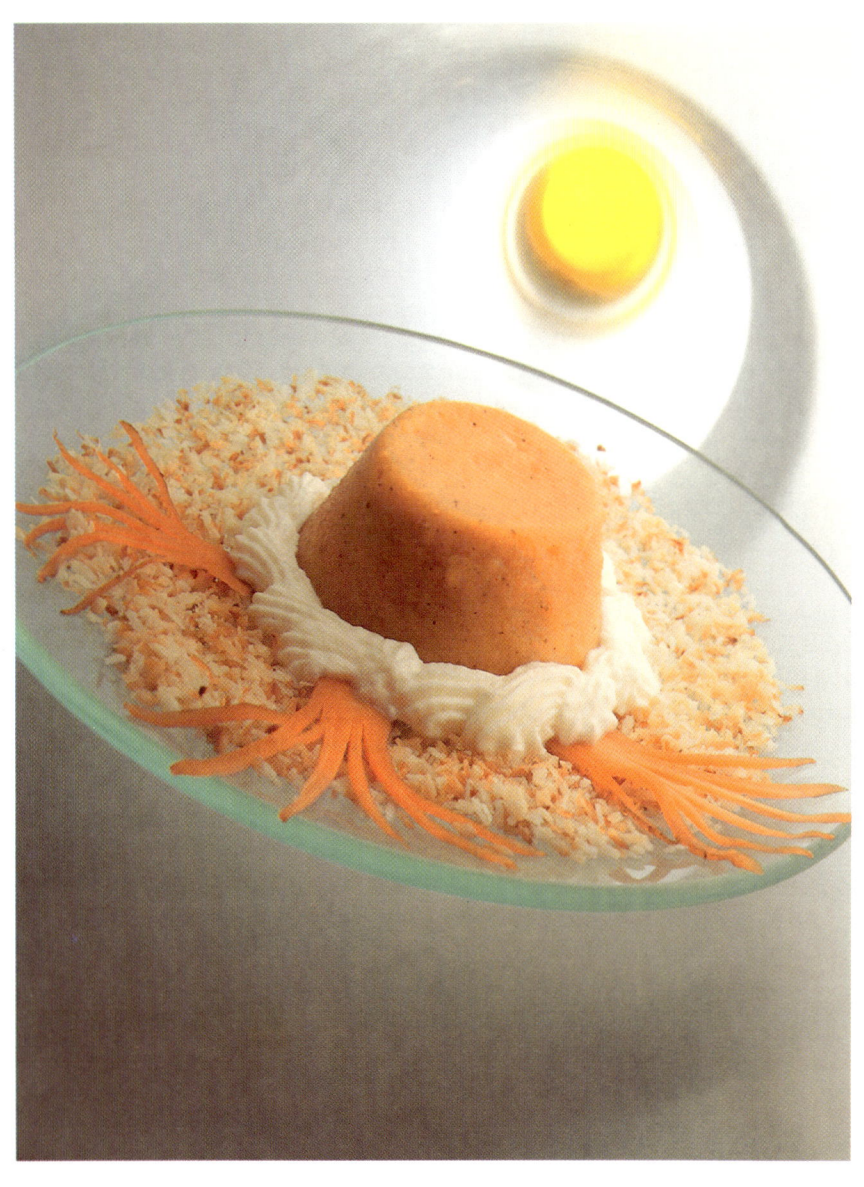

Karottenpudding

162

Karottenpudding

300 g Karotten
1 Päckchen Vanillepudding
4 EL Vollrohrzucker
1 EL Rosenwasser

200 ml Wasser
300 ml Sahne
1 MS Safran, 1 MS Muskat
1/2 TL Kardamom, gem.

1. Die Karotten schälen, in Stücke schneiden und mit 2 EL Vollrohrzucker in 200 ml Wasser weichdünsten.
2. Das Puddingpulver in der Sahne auflösen, mit 2 EL Vollrohrzucker und den Gewürzen verrühren.
3. Die Puddingmasse unter die gekochten Karotten mischen, gemeinsam aufkochen lassen und pürieren. Anschließend Rosenwasser einrühren.
3. In Dessertschälchen füllen und abkühlen lassen.

■ Karottenpudding ist mein persönlicher Lieblingsnachtisch. Er schmeckt unvergleichlich gut und ist einfach und schnell zuzubereiten. Besonders lecker ist er, wenn Sie ihn mit etwas geschlagener Sahne, Ahornsirup und angerösteten Kokosflocken servieren.

Rhabarber-Crumble

1 kg Rhabarber
etwas Wasser
500 g Hafermehl, fein
180 g Butter

4 EL Dinkelmehl
2 x 2 EL Honig
100 g Ursüße
1 TL Zimt

1. Rhabarber waschen, in Stücke schneiden und mit etwas Wasser und 2 EL Honig in einer Auflaufform ca. 20 Minuten vorbacken. So erhält der Rhabarber die richtige Konsistenz.
2. Mehl, Butter, Ursüße, Honig und Zimt mischen und zu einem Streuselteig verkneten. Gleichmäßig auf den vorgebackenen Rhabarber

verteilen und nochmals bei 200 Grad C 25–30 Minuten im Ofen backen.

3. Die fertige Crumble-Masse mit einem Löffel in kleine Schalen verteilen.

Fenchelkuchen

Teig:

300 g Dinkel- oder Weizenmehl	1 Prise Salz
3 gestrichene TL Weinstein	½ TL Bourbon-Vanille
Backpulver	3 EL Wasser oder Sahne
125 g Ursüße	abgeriebene Schale einer
150 g kalte Butter	unbehandelten Zitrone

Belag:

5 Fenchelknollen	1 MS Bourbon-Vanille
3 EL Honig	1 EL Zitronensaft
½ TL Zimt	3 EL Ahornsirup
1 EL Butter	

1. Das ausgesiebte Mehl mit dem Backpulver, Ursüße und Gewürzen gleichmäßig vermischen. Die kalte Butter in Stückchen schneiden, zu dem Mehl geben und zusammen mit der Flüssigkeit zu einem festen Teig verkneten.
2. Die Hälfte des Teiges auf einem mit Butter eingefetteten Boden einer Springform ausrollen und mehrmals mit einer Gabel einstechen. Den Teigboden im vorgeheizten Backofen bei 200 Grad C 15 Minuten backen.
3. Die Fenchelknollen vierteln und in ca. 0,5 cm breite Streifen schneiden. Die Fenchelstreifen mit Honig, Zimt und Vanille 20 Minuten im geschlossenen Topf weichkochen.
4. Zitronensaft, Ahornsirup und Butter unterrühren und Fenchel 10 Minuten im offenen Topf weiterdünsten, bis der Großteil der Flüssigkeit verkocht ist.

5. $^1/_3$ vom restlichen Teig zu einer Rolle formen und diese auf dem Teigboden am eingefetteten Springformrand etwa 3 cm hoch andrücken.
6. Fenchelmasse gleichmäßig auf dem Boden verteilen.
7. Den restlichen Teig ausrollen und mit einem Teigrädchen in Streifen schneiden. Diese über die Fenchelmasse legen.
8. Den Kuchen noch 20–30 Minuten bei 200 Grad C auf der untersten Schiene backen.
9. Nach dem Backen den Teigrand vorsichtig mit einem Messer ablösen, den Kuchen sofort doppelt auf eine Platte stürzen.
10. Die Teigstreifen mit Ahornsirup bestreichen.

Kürbiskuchen

Teig:
wie Fenchelkuchen

Belag:

2 große süße Karotten	1 MS Kardamom
500 g Kürbis	3 EL Honig
$^1/_2$ TL Zimt	Saft einer $^1/_2$ Zitrone
$^1/_2$ TL Vanille	Ahornsirup
1 MS Anis	1 EL Butter

1. Karotten putzen und in feine Schnipsel schneiden. Kürbis schälen, aushöhlen und in kleine Würfel schneiden.
2. Mit etwas Wasser, Honig und den Gewürzen weichkochen. Butter unterrühren.
3. Mit Ahornsirup und Zitronensaft abschmecken.
4. Belag auf dem vorgebackenen Boden verteilen. Weiter siehe Fenchelkuchen.

Karottenkuchen

Teig:

600 g Dinkelmehl	5 EL Honig
350 ml Wasser	$^1/_2$ TL Salz
1 Würfel frische Hefe	60 g geschmolzene Butter

Belag:

6 Karotten	2 EL Butter
75 g Haferflocken	1 TL Anis
3 EL Vollrohrzucker	$^1/_2$ TL Vanille
$^1/_2$ TL Lebkuchengewürz	

1. Alle Zutaten für den Teig mit dem Knethacken ca. 10 Minuten durchkneten. Hefeteig 1 Stunde gehen lassen. Auf einem Blech ausrollen.
2. Die Karotten grob raspeln und, mit einer Tasse Wasser, dem Anis, der Vanille und dem Vollrohrzucker 10 Minuten dünsten.
3. Haferflocken mit Butter und 3–4 EL Vollrohrzucker in einer Pfanne bräunen, dabei oft umrühren, da sonst die Haferflocken leicht anbrennen können. (Man kann auch noch ein paar getrocknete Erdnüsse untermischen, um den Geschmack abzurunden.)
4. Karotten auf den Hefeteig geben und den Kuchen 35–45 Minuten bei 175 Grad C fertigbacken.

Maronenkuchen mit Karotten

450 g eßfertige Maronen	1 MS Ingwerpulver
600 g Karotten	1 MS Zimt
3 EL feine Haferflocken	1 Päckchen Weinstein-Backpulver
1 EL Leinsamen	4 EL Honig
$^1/_2$ TL Bourbon-Vanille	2 EL Ahornsirup
1 TL Zitronensaft	

1. Die möglichst fein gemahlenen Maronen mit den Haferflocken, den Gewürzen, dem Backpulver und dem Honig vermengen.
2. Die Leinsamen mit 5 EL Wasser kurz aufkochen, bis sich ein Schleim gebildet hat (ca. 1 Minute).
3. Den Leinsamenschleim gut mit der Maronenmasse vermischen.
4. Karotten ganz fein raspeln, vorsichtig unter den Teig heben und alles gleichmäßig in eine mit Ghee eingefettete Springform streichen.
5. Im vorgeheizten Backofen bei 175 Grad C 1 Stunde backen, bis der Rand braun ist.
6. Nach dem Backen mit Ahornsirup und Zitronensaft beträufeln.

Honigkuchen

500 g Dinkelmehl	250 ml Wasser
$^1/_2$ Päckchen Weinstein Backpulver	2 TL Salz
150 g Ursüße	Schale einer Zitrone
150 g Honig	1 EL Carobpulver
100 g Butter	1 EL Spekulatiusgewürz
100 ml Sahne	3 ml Biobine
2 TL Leinsamen	

1. Dinkelmehl, Backpulver, Carobpulver, Spekulatiusgewürz und Salz vermischen.
2. Honig, Ursüße und Zitronenschale zusammen mit der Butter in einem Topf schmelzen lassen und zu einer flüssigen Masse verrühren.
3. Den Leinsamen in etwas Wasser aufkochen. Leinsamenschleim, Biobine, die Sahne und das Wasser zu der Honig-Buttermasse geben. Die flüssige Masse vorsichtig unter das Mehlgemisch rühren. Gut verteilen.
4. Den glatten Teig in eine gefettete Kastenform füllen und ca. 70 Minuten im Ofen bei 180 Grad C backen.

■ Honigkuchen schmeckt am besten einige Tage alt und mit etwas Butter bestrichen.

Dinkel-Buchweizen-Waffeln

100 g Dinkelmehl
100 g Buchweizenmehl
5 EL Vollrohrzucker oder Honig
2 EL Butter
1 Prise Salz
1/2 TL Zimt

1/2 TL Vanille
2 TL Weinstein Backpulver
200 ml Sprudelwasser
5 EL Sahne
Wasser

Alle Zutaten zu einem glatten Teig verrühren, der leicht vom Löffel fließen muß (eventuell noch etwas normales Wasser hinzufügen). Den Teig 10 Minuten stehen lassen und dann zu knusprigen Waffeln ausbacken.

■ Dinkel-Buchweizen-Waffeln sind etwas schwerer zu verdauen als die Haferflockenwaffeln. Doch wenn Sie ein starkes Agni haben, sollten Sie diese Waffeln unbedingt einmal mit etwas Sahne und Ahornsirup probieren.

Fünfkorn-Waffeln

Ca. 400 g Mehlmischung aus Mais, Hirse, Buchweizen und Naturreis
1 Tasse Haferflocken, blütenzart
2 gestr. TL Weinstein Backpulver
1/2 gestr. TL Salz
1 EL flüssiges Butterfett

1/2 EL getrockneter Zuckerrohrsaft
1/2 gestr. TL Zimt
1/2 gestr. TL Naturvanille
ca. 625 ml Wasser (1/2 l + 1/8 l)

1. Alle Zutaten außer Wasser und Ghee in eine Backschüssel geben und verrühren.
2. Wasser nach und nach zufügen, mit dem Handmixer verrühren. Zuletzt das Ghee zugeben. 5 Minuten quellen lassen.
3. Im Waffeleisen Waffeln daraus backen.

■ Die Waffeln halten sich mehrere Tage im Kühlschrank und sollten vor dem Essen in einer trockenen, heißen Bratpfanne kurz aufgebacken werden. Wenn Sie statt Haferflocken Hirseflocken verwenden, sind die Waffeln glutenfrei.

Dreikorn-Plätzchen

500 g fein gemahlenes Mehl aus Vollreis, Hirse und Buchweizen
150 g getrockneter Zuckerrohrsaft
2 EL flüssiger Honig
1/2 TL Zimt
1/2 TL Naturvanille
abgeriebene Schale einer Zitrone
1 MS Salz
1 Päckchen Weinstein Backpulver
175 flüssiges Ghee
6–7 EL Wasser

1. Das Mehl in eine Backschüssel geben, Backpulver, Zimt, Vanille, Salz, die abgeriebene Zitronenschale, getrockneten Zuckerrohrsaft mit einer Gabel unter das Mehl mischen.
2. Den Honig und das flüssige Ghee darüber geben, und mit dem Wasser alles zu einem Teig verkneten.
3. Aus der Teigmasse kleine Kugeln formen und diese flach drücken oder ca. 6 cm lange Rollen formen und diese in Kipferl-Form legen.
4. Die Plätzchen auf ein gefettetes Backblech legen und bei 175 Grad C ca. 35 Minuten backen.
5. 1 EL Zuckerrohrsaft mit 2 TL Zitronensaft vermischen und dieses auf die fertigen Plätzchen geben.
6. Bewahren Sie die Drei-Korn-Plätzchen in einer gut verschlossenen Dose oder einem Glas auf.

■ Diese köstliche Vollkornnascherei ist glutenfrei und besonders bekömmlich. Sie kann von jedem Stoffwechsel sehr gut verwertet werden und ist auch innerhalb einer Diät eine leckere Abwechslung.

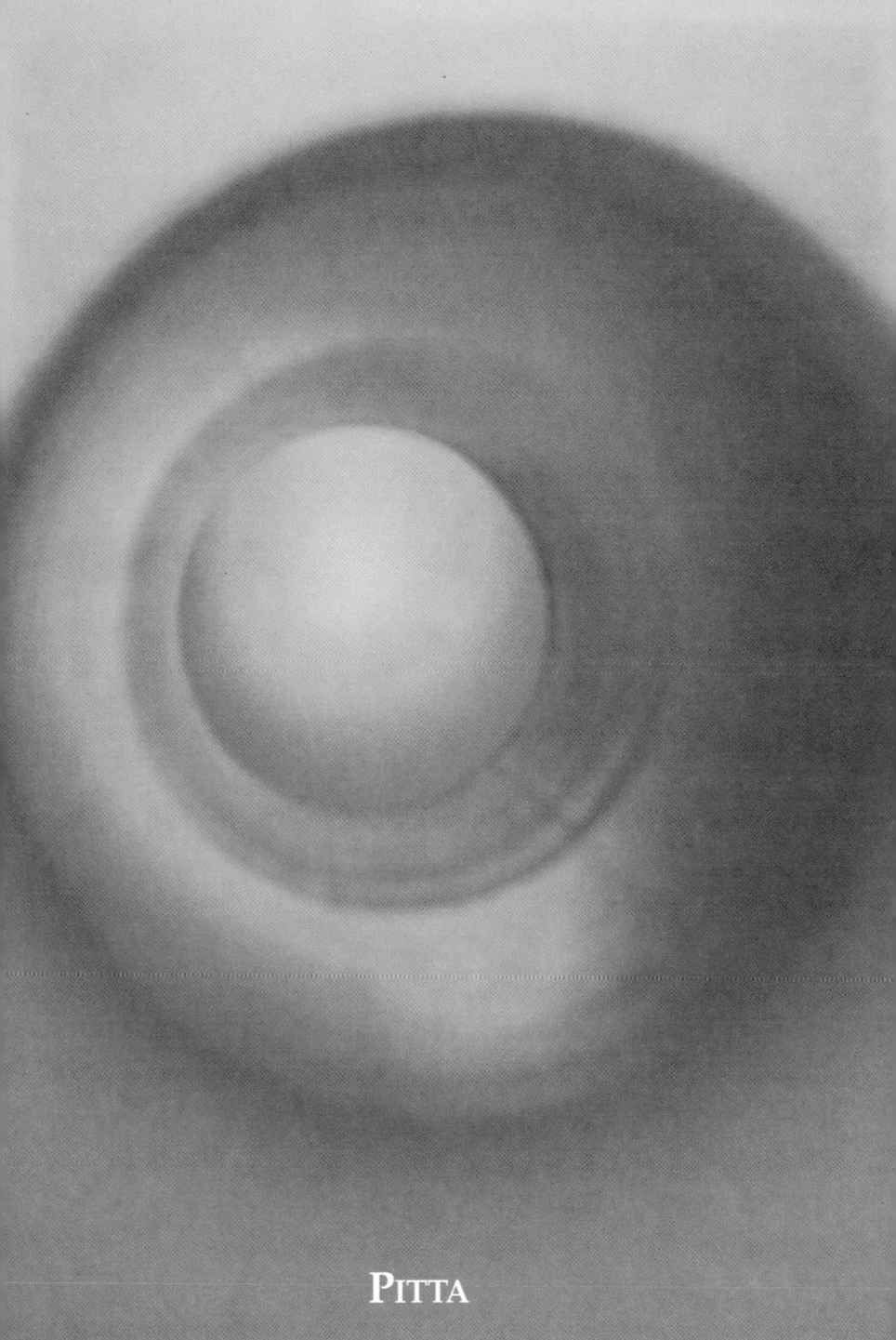

PITTA

Die Eiweiß-Mahlzeiten

Gerichte, die das Pitta anregen

Pitta-Mahlzeiten liefern unserem Körper viele Mineral- und Aufbaustoffe. Wir sollten deshalb mindestens dreimal in der Woche Joghurt, Frischkäse, Nüsse und Samen essen. Im Mahindra-Ayurveda sind auch Fisch, Huhn und Eier erlaubt. Eine Vata- oder Pittastörung kann durch den Verzehr von tierischem Eiweiß des öfteren ausgeglichen werden. Achten Sie darauf, daß Sie tierisches Eiweiß nicht öfter als zwei, höchstens dreimal in der Woche zu sich zu nehmen. Auch sollten Sie diese Mahlzeiten mit wenig Fett zubereiten, also möglichst Kochen, Dünsten oder Pochieren. Ihre volle Vitalkraft entfalten Pitta anregende Speisen zusammen mit Salat, Gemüse, sauren Früchten und Reis. So kombiniert, wird der Körper nicht belastet und mit wertvollen Aufbaustoffen versorgt. Pitta-Gerichte sind auch als schnelle Mahlzeit zwischendurch geeignet. Im Büro oder unterwegs hilft ein kleiner Eiweiß Snack leicht, schlechtes Kantinen- oder Restaurantessen zu umgehen. Ein Joghurt mit sauren Früchten und Nüssen läßt sich leicht mitnehmen – einen griechischen Salat mit Schafskäse kann man auch im Restaurant bekommen.

Die empfindlicheren Vata-Typen und alle diejenigen, welche ein überhöhtes Pitta haben, sollten Pitta-Mahlzeiten immer mit Reis, gedünstetem Gemüse oder einer warmen Suppe zu sich nehmen. Kapha-Typen sollten Eiweiß nur als Beilage zu einer großen Portion Salat und Gemüse verzehren. Und alle, die leicht an Übersäuerung leiden, sollten generell möglichst wenig saures Obst, Fleisch und säuernde Milchprodukte essen.

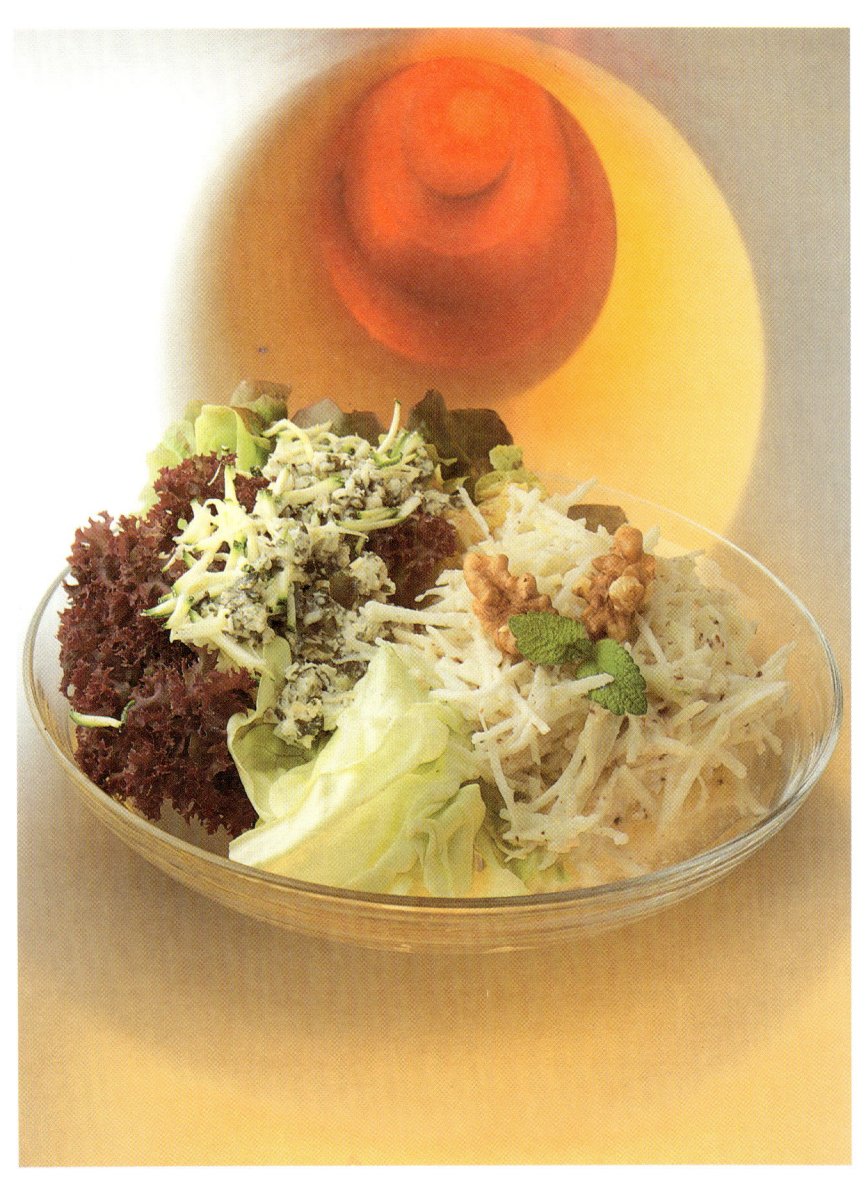

Bunte Blattsalate mit Kürbiskernen, Feine Sellerie-Apfel-Rohkost

Blatt- und Rohkostsalate

Feine Sellerie-Apfel-Rohkost

½ Sellerie-Knolle
1 Boskop-Apfel
150 g Joghurt
Saft einer ½ Zitrone
Saft einer ½ Orange
Salz

3 EL Walnußkerne
2 EL Haselnüsse
2 EL Mandeln,
eingeweicht und geschält
1 MS Paprikapulver
Pfeffer

1. Sellerie und Apfel schälen und grob raspeln.
2. Sofort mit Joghurt, Zitronen- und Orangensaft, den feingemahlenen Nüssen und Gewürzen mischen.
3. Vor dem Servieren mindesten 5 Minuten ziehen lassen.

Griechischer Bauernsalat mit Schafskäse

2 Chicorée
3 Tomaten
1 grüne, 1 gelbe, 1 rote Paprika
⅓ Salatgurke
100 g Schafskäse
schwarze Oliven nach Geschmack
Saft von ½ Zitrone
½ Joghurt (ca. 75 g)

1 EL Olivenöl
frischer, feingeschnittener
Basilikum
½ TL Schabziger Klee
1 MS Paprikapulver
1 MS gem. Senfsamen
Pfeffer, Salz

1. Chicorée und Tomaten in ca. 1 cm breite Streifen schneiden, Paprikas, Gurke und Schafskäse in Würfel schneiden.
2. Oliven, Schaftskäse und Gemüse mischen.
3. Zutaten der Salatsoße mischen und über die Rohkost geben.

Gemischter Salat mit pikantem Gurkendressing

Eisbergsalat
Lollo Rosso

Eichblattsalat
Feldsalat
Rucola

Gurken-Dressing:
$^1/_2$ Gurke
Saft von $^1/_2$ Zitrone
2 EL Olivenöl
1 EL Balsamico Essig
1 TL Senf

1 MS Curry
Pfeffer
Salz
frischer Schnittlauch oder Estragon
1 Knoblauchzehe, gepreßt

1. Die Gurken schälen und ganz fein raspeln.
2. Die Gurkenraspeln mit den restlichen Dressingzutaten vermischen und 15 Minuten ziehen lassen.
3. Den Salat waschen, zerkleinern und mit dem Dressing würzen.

■ Diese Salatsoße stärkt das Agni. Deshalb ist sie besonders zu Speisen mit Käse, Fisch und Fleisch geeignet. Wer unter eine Pittaerhöhung und Übersäuerung leidet, sollte auf den Senf und Balsamico-Essig verzichten.

Gemischter Salat mit Joghurtdressing

2 Tomaten
$^1/_2$ Gurke
$^1/_2$ Bund Radieschen

$^1/_4$ Friséesalat
100 g Feldsalat
$^1/_4$ Batavia Salat

Dressing:
150 g Joghurt
2 EL Öl
Saft von $^1/_2$ Zitrone
1 TL Obstessig
Salz, Pfeffer

1 MS Curry
1 MS Schabziger Klee
1 TL Dillspitzen
1 Knoblauchzehe, gepreßt

178

1. Tomaten, Gurke und Radieschen in Scheiben schneiden.
2. Grünen Salat waschen und zerpflücken.
3. Zutaten des Dressings miteinander verrühren.
4. Rohkostscheiben, Dressing und Salatblätter mischen.

Bunter Blattsalat mit Kürbiskernen (Bild Seite 176)

$^1/_4$ Kopfsalat
$^1/_4$ Eisbergsalat
1 Zucchini

$^1/_4$ Eichblattsalat
$^1/_2$ Lollo Rosso

Salatsoße:
Saft von $^1/_2$ Zitrone
3 EL Joghurt natur
1 EL Olivenöl
2 EL Kürbiskerne
1 MS Curry

$^1/_2$ Zwiebel
$^1/_2$ Knoblauchzehe
$^1/_2$ TL Pfeffer
1 TL Salz

1. Zutaten zur Salatsoße im Mixer pürieren.
2. Die Zucchini waschen und raspeln, den Blattsalat waschen und klein zupfen.
3. Alles gut miteinander vermischen und mit einigen Kürbiskernen dekorieren.

■ Kürbiskerne sind sehr gut für die Blase und Prostata, ebenso haben sie eine sehr harmonisierende Wirkung auf das Vatasystem.

Rettich-Fenchel-Rohkost

¹/₂ schwarzer Rettich	1 MS gemahlenen Senfsamen
1 großer Fenchel	1 MS Liebstöckel, gem.
1 Kohlrabi	¹/₂ TL Salz
Saft von 1 Zitrone	¹/₂ TL Pfeffer
1 gepreßte Knoblauchzehe	

1. Rettich, Fenchel und Kohlrabi kleinhacken.
2. Zitronensaft mit Gewürzen und Knoblauch verrühren und 10 Minuten durchziehen lassen.
3. Die Zitronensoße unter die gehackte Rohkost mengen und 10 Minuten abgedeckt stehen lassen.

■ Diese Rohkost stärkt das Enzymsystem und aktiviert das Agni. Sie fördert insbesondere die Verwertung von Fisch- und Fleischgerichten.

Suppen

Italienische Tomatensuppe

2 Knoblauchzehen, gepreßt
1 kg Tomaten
frischer Basilikum

$^1/_2$ l Wasser
Pfeffer, Salz

1. Die Knoblauchzehen in etwas Wasser andünsten.
2. Die Tomaten kleinschneiden und mit dem Wasser und den Gewürzen zum Knoblauch geben und im geschlossenen Topf 30 Minuten bei mittlerer Hitze kochen.
3. Tomaten durch ein Sieb passieren oder fein pürieren.
4. Zum Servieren in jeden Suppenteller einige Blätter frischen Basilikum legen und die Suppe darauf gießen.

■ Tomaten wirken säuernd im Körper und sollten bei erhöhtem Pitta und Vata nicht alleine gegessen werden. Essen Sie in diesem Falle etwas Reis und Ghee zu dieser Suppe.

Paprika-Minestrone

1 grüne, rote und gelbe
Paprikaschote
3 Knoblauchzehen, gepreßt
1 TL Salz
$^1/_2$ TL Cayenne-Pfeffer

1 TL Oregano
$^1/_2$ TL Thymian
Zitronensaft, Pfeffer, Salz
Paprika edelsüß
2 TL Ghee

1. Alle Paprika in feine Streifen schneiden, mit Knoblauch, Salz, Cayenne-Pfeffer, Oregano und Thymian in das Wasser geben.
2. $^1/_2$ l Wasser aufkochen, anschließend bei niedriger Temperatur 45 Minuten köcheln lassen und mit Ghee und Gewürzen abrunden.

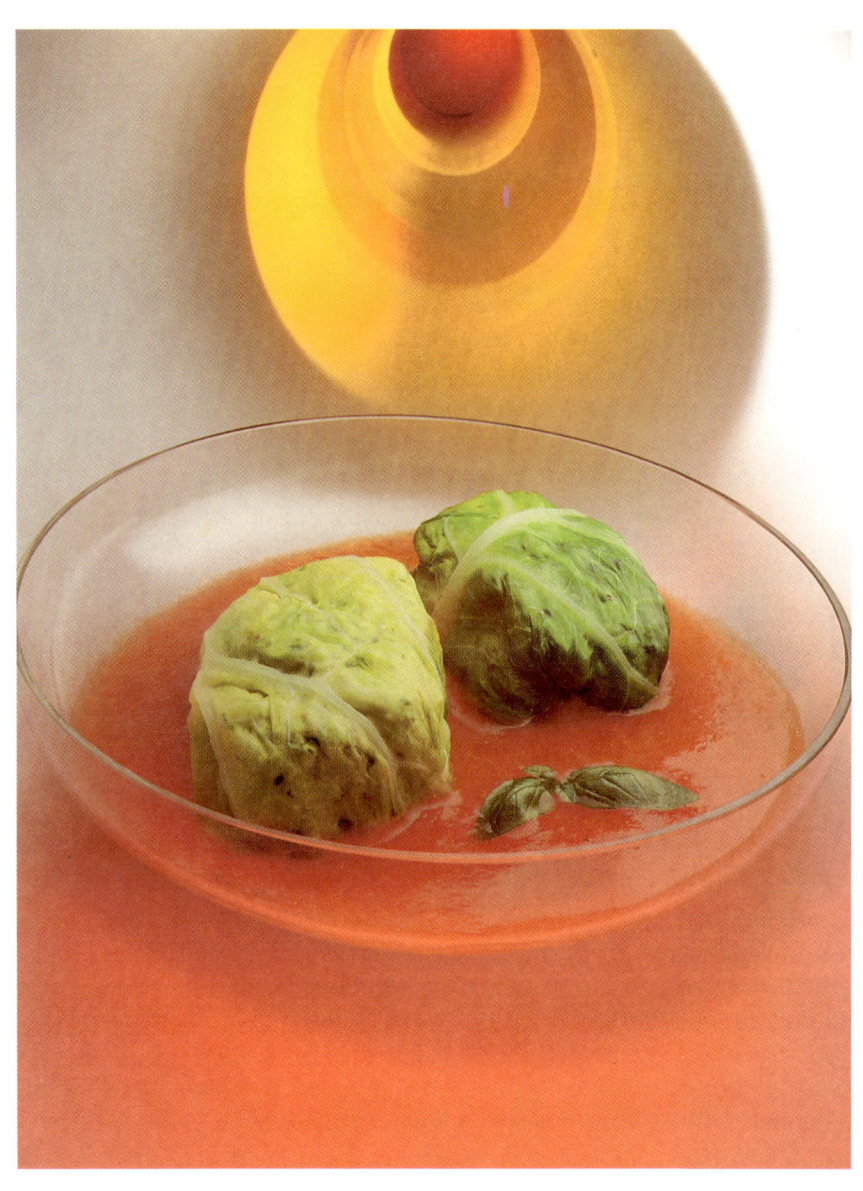

Wirsingrouladen mit italienischer Tomatensuppe

Zwiebelsuppe

15 kleine Zwiebeln
Wasser
2 TL Estragon
Zitronensaft

1 TL Salz
frische Petersilie
$^1/_2$ TL gem. Pfeffer

1. Zwiebeln in Ringe schneiden und in etwas Wasser andünsten.
2. Zwiebeln mit Estragon und Salz würzen und soviel Wasser aufgießen, daß die Zwiebeln bedeckt sind.
3. Bei kleiner Hitze 20 Minuten köcheln lassen, nach 15 Minuten die gehackte Petersilie hinzufügen.
4. Suppe mit Zitronensaft, Salz und Pfeffer abschmecken.

■ Zwiebeln enthalten sehr viel Vitamin C, welches auch bei einem gestörten Pitta sehr gut aufgenommen werden kann. Sollten Sie einen übersäuerten Magen haben und an Vitamin C-Mangel leiden, so wirkt die Zwiebelsuppe auf Ihren gesamten Organismus aufbauend und ausgleichend.

Bunte Gartensuppe mit Reiseinlage

2 l Wasser
2 Zwiebeln
1 Brokkoli
1 Fenchel
1 Fleischtomate
1 Zucchini
1 Tasse Reis

1 TL Paprika, edelsüß
1 TL Curry
$^1/_2$ TL Cumin
1 EL Hefeflocken
1 TL Obstessig
Salz

1. Den Reis mit dem Wasser zum Köcheln bringen.
2. Das Gemüse putzen und kleinschneiden. Mit den Gewürzen und dem Salz in die Reissuppe geben. 20 Minuten köcheln lassen.
3. Mit Hefeflocken und Obstessig abschmecken.

Kleine Beilagen und Soßen

Auberginensalat

1 EL Ghee
2 Tomaten
1 Zwiebel
2 Auberginen
$^1/_2$ TL Salz

1 TL Majoran
$^1/_2$ TL Pfeffer
3 gepreßte Knoblauchzehen
200 g Schafskäse
frischer Dill

1. Das Ghee in einem Topf erhitzen und die gewürfelten Tomaten und Zwiebeln darin anbraten.
2. Die in Würfel geschnittenen Auberginen, den Majoran und das Salz in den Tomatensud geben. Bei mittlerer Hitze und geschlossenem Deckel 20 Minuten garen.
3. Die Auberginen etwas abkühlen lassen und mit dem Schafskäse, Knoblauch, Pfeffer und frischem Dill fein hacken oder pürieren.
4. Kalt als Beilage zu Reis, Gemüse oder Salat servieren.

Tsatsiki, griechischer Knoblauchquark

1 Salatgurke
250 g Quark
150 g Joghurt

4 Knoblauchzehen
Pfeffer, Salz
frischer Dill

1. Salatgurke schälen und raspeln. Mindestens 30 Minuten stehen lassen, damit sie Wasser zieht.
2. Wasser abgießen. Quark, Joghurt, Salz und Knoblauch mit den Gurkenraspeln vermischen.
3. Mindestens weitere 10 Minuten stehen lassen, dann mit viel Dill, Pfeffer und Salz abschmecken.

Raita, indischer Joghurt mit Gewürzen (Bild Seite 190)

250 g Joghurt natur
1 kleine Zwiebel
1/2 Gurke
1 Tomate
eventuell frischer Koriander

1 EL Zitronensaft
1 TL Paprikapulver scharf
1 TL Cuminpulver
1/2 TL Kurkuma
1 1/2 TL Salz

1. Die Zwiebel zusammen mit dem Zitronensaft in der Moulinette fein hacken (der Zitronensaft nimmt der Zwiebel die Schärfe).
2. Die Tomate und Gurke klein würfeln oder ebenfalls in der Moulinette etwas gröber hacken.
3. Joghurt, Gewürze und das gehackte Gemüse vermischen und alle Zutaten ca. 30 Minuten gemeinsam durchziehen lassen.
4. Raita mit gehacktem Koriander oder etwas darübergestreutem Paprikapulver dekorieren und als Beilage zu Reisgerichten reichen.

■ Raita ist eine typisch indische Beilage zum Currygemüse und Reis. Es kühlt und erfrischt den Körper.

Kokosnuß-Chutney mit roter Paprika

2 EL Kokosnußcreme
100 g Kokosflocken
2 TL Ghee
3 EL Reismehl
1 Zwiebel
1–2 Chilischoten
Salz

3 rote Paprika
1 TL Koriander, gemahlen
1/2 TL Kurkuma
1/2 TL Curry
1 Knoblauchzehe
etwas Zitronensaft

1. Kokoscreme in 2 TL Ghee erhitzen, die Gewürze, Ingwer, Chilischote und Zwiebeln kleingeschnitten hinzugeben und unter Rühren andünsten.
2. Kokosflocken und 250 ml Wasser zugeben und alles aufkochen lassen. Die Paprika würfeln und in den Kokossud geben, weichdünsten lassen. Mit dem Pürierstab pürieren und das Reismehl zum Andicken unterrühren. Mit einer gepreßten Knoblauchzehe, etwas Zitronensaft und Salz abschmecken. Mit frischem Koriander garnieren.

Schafskäsesoße

200 g Schafskäse
etwas Wasser

Schafskäse in Wasser auflösen, kurz aufkochen und gut umrühren.

■ Diese schnelle Soße schmeckt fantastisch zu grünen Bohnen, Auberginen und Blumenkohl.

Gemüse

Die ideale Grundlage für Eiweiß-Gemüsegerichte ist das Schmoren in Kokosnuß. Die Kokosnuß ist nicht nur eine der preisgünstigsten Nüsse, sondern sie ist auch sehr bekömmlich und mineralstoffreich. Durch ihren hohen Kalziumgehalt ist sie eine wertvolle Ergänzung zur täglichen Nahrung.

Eine gute Kokosnuß erkennt man vor allen Dingen an ihrer Kokosnußmilch. Durch das Schmoren des Gemüses im Kokosnußsud wird der Geschmack verfeinert, und so entsteht eine gebundene und sahneähnliche Substanz auch ohne Fett!

Eine schnellere jedoch nicht ganz so mineralstoffreiche Alternative zum frischen Kokossud ist die sogenannte»Kokoscreme«, die wie der Sud verwendet wird. Es gibt sie in allen asiatischen Lebensmittelgeschäften und ausgesuchten Supermärkten unter dieser oder ähnlicher Bezeichnung, meist wie Butter oder in Dosen abgepackt.

Für ein Gemüsegericht für 4 Personen benötigt man ungefähr die Hälfte einer frischen Kokosnuß mit einer Tasse Wasser vermengt. Bei sehr wasserhaltigen Gemüsen wie zum Beispiel Tomaten, sollten Sie entsprechend weniger Wasser verwenden. Das kann jeder nach seinem eigenen Geschmack ausprobieren. Besonders gut schmecken Blumenkohl, Zucchini, grüne Bohnen, Paprika und alle Kohlsorten mit Kokosnuß.

Grundrezept: Kokosnuß-Sud selbstgemacht

1 Kokosnuß und etwas Wasser

1. Die Kokosnuß an dem weichesten Loch mit einem spitzen Gegenstand (zum Beispiel einem Schraubenzieher) durchbohren und die Milch hinausfließen lassen.

2. Mit einem Hammer die Kokosnuß aufschlagen und das Fleisch von der Schale lösen.
3. Mit einem Messer die harte braune Haut vom Kokosnußfleisch abschälen.
4. Das Kokosnußfleisch in Stücke schneiden und ca. 15 Minuten in warmes Wasser legen. Dann im Entsafter (Gemüsezentrifuge) entsaften. Dabei entstehen zwei Endprodukte, zum einen der Kokosnußtrester und zum anderen die Kokossahne.
5. Den frischen Kokosnußtrester mit der Kokosmilch (nicht der Sahne) und etwas Wasser in einem Topf vermengen und erhitzen.
6. Gewürze und Gemüse zugeben und langsam schmoren lassen.
7. Erst ganz zum Schluß die entsaftete Kokossahne untermischen.

Blumenkohl im Kokosmantel

Kokosnußsud von 1/2 Kokosnuß
1 kleiner Blumenkohl
2 Fleischtomaten
1 Scheibe frischer Ingwer
1 TL Kurkuma

1/2 TL Koriander
1/4 TL Cayenne-Pfeffer
1/2 TL Salz
2 TL Zitronensaft
frischer Koriander

1. Die Tomaten mit der geschälten Kokosnuß, Ingwer im Mixer pürieren.
2. Zusammen mit Kurkuma, Koriander und Cayenne-Pfeffer erhitzen.
3. Blumenkohl in Röschen teilen und in den Sud geben. Salzen.
4. Gemüse bei schwacher Hitze 20 Minuten garen.
5. Mit Zitronensaft und gehacktem Koriander abschmecken und 5 Minuten ziehen lassen.

■ Dieses milde Gemüse schmeckt sehr gut mit Reis und Schafskäsesoße.

Indisches Mischgemüse mit Kokosnuß

Kokosnußsud von $^1/_2$ Kokosnuß
oder 4 EL Kokoscreme
1 kleiner Kopf Wirsing
2 große Kohlrabi
8 Stangen Stangensellerie
2–3 Tomaten
2 TL Ghee
1 TL Kurkuma
1 TL Curry

1 TL Kreuzkümmel, gem.
1 TL Koriander
$^1/_2$ TL Cayenne-Pfeffer
$^1/_2$ TL Ingwerpulver
Salz, Pfeffer
1 EL Zitronensaft
2 Knoblauchzehen, gepreßt
frischer Koriander

1. Ghee in einem großen Topf erhitzen. Die kleingeschnittenen Tomaten, den Kokosnußsud und die Gewürze 2 Min. im offenen Topf anbraten.
2. Das Gemüse kleinschneiden, mit Salz und Pfeffer zum Kokosnußsud geben und umrühren.
3. Gemüse 20 Minuten bei geschlossenem Deckel und mittlerer Hitze garen, hin und wieder umrühren.
4. Knoblauch und Zitronensaft hinzugeben und Gemüse 10 Minuten zugedeckt stehen lassen.

■ Dieses klassische indische Gericht schmeckt am besten zu Reispulao, Raita und Kokosnuß-Chutney. Probieren Sie auch eine Gemüsemischung aus Tomaten, Erbsen, grünen Bohnen und Blumenkohl.

Schmorgurken mit gelber Paprika

Kokosnußsud aus $^1/_2$ Kokosnuß
oder 4 EL Kokoscreme
1 Salat- oder 2 Gartengurken
5 gelbe Paprikaschoten
2 Zwiebeln
1 Fleischtomate
1 Bund Dill oder 1 TL Dill, getrocknet

2 TL Ghee
1 TL schwarze Senfkörner
1 TL Ajwein
1 TL Salz
1 TL Basilikum
weißer Pfeffer
1 EL Zitronensaft

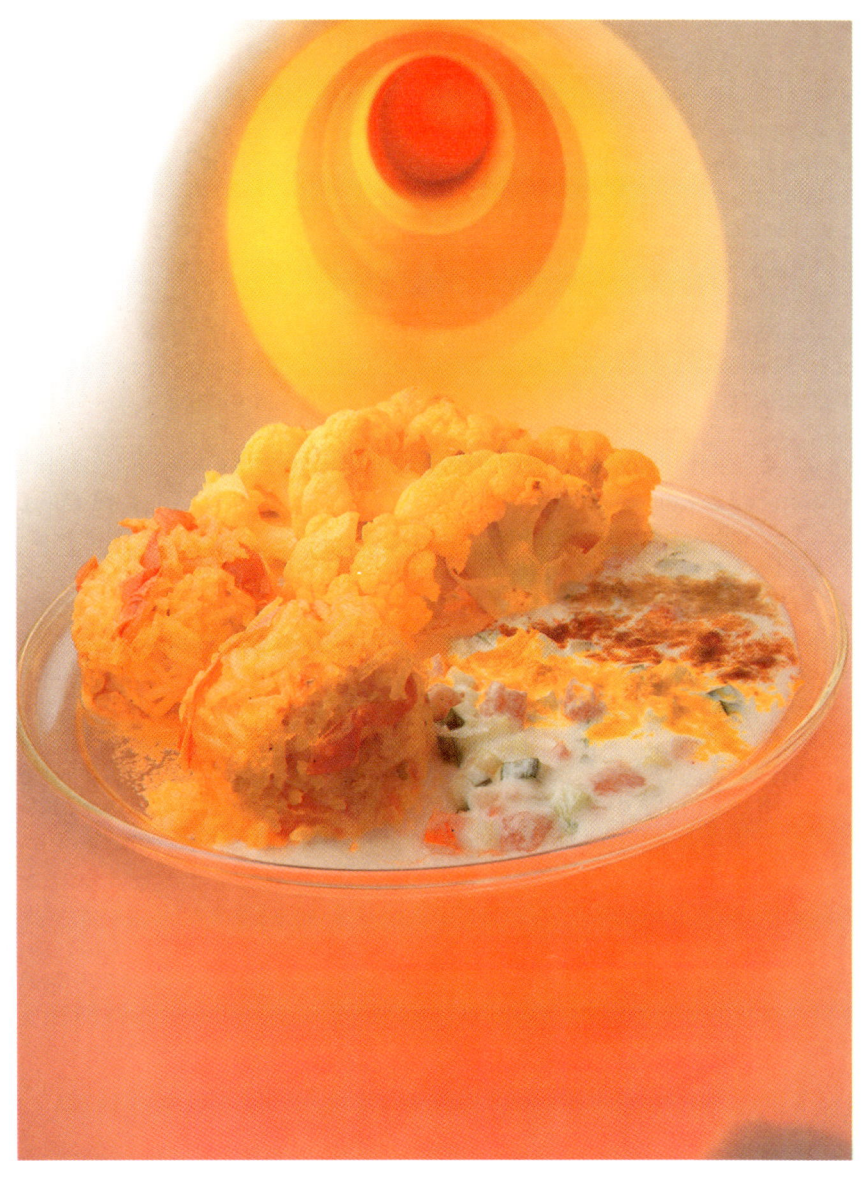

Blumenkohl im Kokosmantel, Raita und Rote Reisbällchen

1. Das Ghee erhitzen. Die Zwiebeln, Ajwein und Senfkörner hinzufügen und kurz anrösten.
2. Die Fleischtomate würfeln und mit der Kokoscreme zu den Gewürzen geben.
3. Gurken und Paprika in Würfel schneiden und mit Salz, Pfeffer und Basilikum zu den Zwiebeln geben.
4. Gemüse zum Kochen bringen und bei kleiner Hitze 15 Minuten kochen.
5. Etwas Kokossahne oder -creme, Kräuter und Zitronensaft unterrühren und 10 Minuten zugedeckt stehen lassen.

■ Diese Gemüsevariation ist sehr saftig und kühlend. Zusammen mit roten Reisbällchen und griechischem Bauernsalat ist sie ein hervorragendes Essen an heißen Tagen.

Fenchelgemüse

Kokosnußsud von $1/2$ Kokosnuß
oder 4 EL Kokoscreme
4 große Fenchel
2 Tomaten
1 $1/2$ TL schwarze Senfsamen
1 TL Curry
1 gepreßte Knoblauchzehe

$1/2$ TL Koriander
$1/4$ TL Kurkuma
1 MS Chilipulver
2 TL Oregano
1 TL Salz

1. Fenchel vierteln und in ca. 1,5 cm breite Streifen schneiden. Tomate würfeln.
2. Kokosnußsud mit Gewürzen und Kräutern vermengen und den Fenchel darin im geschlossenen Topf schmoren.
3. Nach 10 Minuten Tomatenwürfel hinzufügen. Weitere 10 Minuten köcheln lassen.
4. Zum Schluß etwas Kokoscreme und Knoblauch unterrühren und das fertige Gemüse noch etwas durchziehen lassen.

■ Schmeckt sehr gut zu Reispulao und Raita.

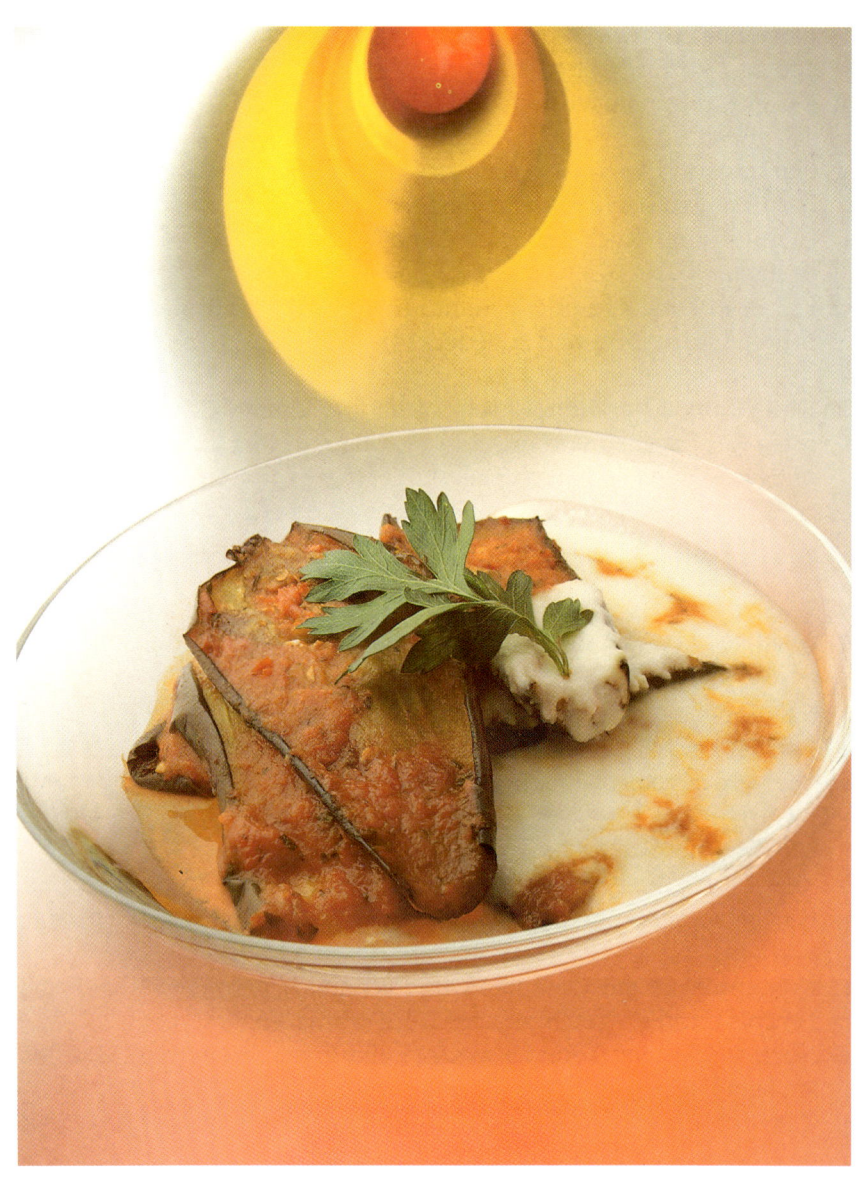

Auberginenlasagne mit Schafskäsesauce

Zucchini mit Kokosnuß

Kokosnuß-Sud von $1/4$ Kokosnuß
oder 2 EL Kokoscreme
2 TL Ghee
1 Tomate
6 Zucchini
2 Zwiebeln
1 TL Paprika-Pulver

2 TL Basilikum
1 Knoblauchzehe, gepreßt
$1/2$ TL Salz
1 MS Pfeffer
1 MS Cayenne-Pfeffer
1 TL Zitronensaft

1. Die Tomate würfeln und in Ghee andünsten. Den Kokosnußsud und die gehackten Zwiebeln hinzugeben.
2. Die Zucchini in breite Streifen schneiden und mit schwarzen Senfsamen, Basilikum und Paprika-Pulver in den Sud geben. 15 Minuten leicht köcheln lassen.
3. Kokossahne, Knoblauch, Zitronensaft, Cayenne-Pfeffer, Pfeffer und Salz unter das Gemüse rühren, etwas ziehen lassen.

Auberginen-Lasagne mit Schafskäsesoße

5 Auberginen
Ghee
Salz, Pfeffer

Knoblauch
italienische Paprikasoße
Zitronensaft

1. Auberginen schneiden, auf das mit etwas Ghee bestrichene Backbleche legen und bei 195 Grad C 15–20 Minuten backen.
2. Gegrillte Auberginenscheiben mit Salz und Pfeffer würzen.
3. Die italienische Paprikasoße zubereiten.
4. In einer Auflaufform 2 Soßenlöffel Paprikasoße verteilen, darüber eine Schicht Auberginenscheiben legen. Wieder eine Schicht Soße, dann Auberginen usw.
5. Obenauf den Rest Paprikasoße verteilen und im vorgeheizten Backofen bei 200 Grad C 30 Minuten backen.
6. Mit Reis und Schafskäsesoße servieren.

Schafskäsesoße:

150 g Schafskäse   ½ Tasse Wasser

Den Schafskäse in heißem Wasser auflösen und kurz aufkochen lassen.
Gut umrühren, damit es keine Klümpchen gibt.

Tomaten-Auberginen-Gemüse mit Schafskäse

2 große Fleischtomaten, gewürfelt   1 TL getr. Thymian
1 mittelgroße Zwiebel, gewürfelt   1 TL Salz
2–3 Knoblauchzehen, in dünne   ½ gestr. TL Cayenne-Pfeffer
Scheiben geschnitten   frisch gem. Pfeffer
2 mittelgroße Auberginen,   200 g Schafskäse, in Würfel
gewürfelt   schneiden
2 TL Butterfett

1. Butterfett erhitzen, Zwiebeln glasig dünsten. Thymian und Knoblauch dazugeben, kurz mitdünsten.
2. Tomaten, Salz, Pfeffer und Cayenne-Pfeffer hinzugeben, bei hoher
   Temperatur 2 Minuten stark kochen lassen.
3. Aubergine hinzugeben, 20 Minuten garen. Eventuell mit Zitronensaft und Salz nachwürzen.
4. Das fertige Gemüse in eine feuerfeste Form geben, mit Schafskäse
   überstreuen und kurz übergrillen.

Bohnentopf mit frischen Kräutern

2 TL Ghee   ¼ TL Curry
2–3 Zwiebeln   ½ TL Salz
1 kg Buschbohnen   ½ TL Pfeffer
2 Fleischtomaten   frischer Thymian, Basilikum und
3 Knoblauchzehen, gepreßt   Bohnenkraut
¼ TL Ingwerpulver

1. Gewürfelte Zwiebeln mit zwei Knoblauchzehen in Ghee andünsten.
2. Die geputzten Bohnen, die in Scheiben geschnittenen Tomaten und Gewürze hinzufügen.
3. Gemüse bei niedriger Hitze 35 Minuten garen und die frischen Kräuter untermengen.
4. Eine Knoblauchzehe pressen, unter den fertigen Bohnentopf mischen und ca. 10 Minuten durchziehen lassen.

■ Schmeckt sehr gut zu Käse-Reis-Frikadellen und Tsatsiki.

Ratatouille

2 TL Ghee	2 Knoblauchzehen, gepreßt
3 Fleischtomaten	1 TL Kräuter der Provence
2 Gemüsezwiebeln	1/2 TL Salz
2 Zucchini	1/2 TL Rosmarin, ganz
1 Aubergine	frischer Basilikum
1 rote, 1 gelbe, 1 grüne Paprika	1 TL Zitronensaft
1 EL Olivenöl	

1. Gemüsezwiebeln grob würfeln und in Ghee andünsten.
2. Eine Fleischtomate in breite Streifen schneiden und mit Salz, Kräutern der Provence, Rosmarin und einer Knoblauchzehe hinzufügen.
3. Aubergine, Zucchini und Paprikas in Würfel schneiden und zu dem Tomatensud geben.
3. Gemüse bei niedriger Hitze 15 Minuten garen.
4. Die übrigen zwei Tomaten in Würfel schneiden und mit dem Gemüse weitere 10 Minuten garen.
5. Basilikum, Olivenöl und die zweite Knoblauchzehe hinzufügen und mit Zitronensaft abschmecken.

■ Sehr lecker mit geraspeltem Schafskäse und Reis.

Blumenkohl mit Tomaten und Schafskäse

2 TL Ghee
2 Zwiebeln
1 TL Curry
$^1/_2$ TL Koriander
250 g Schafskäse

1 TL Paprika, scharf
Pfeffer, Salz, Muskat
1 Blumenkohl
3 Tomaten

1. Zwiebeln fein hacken und in Ghee andünsten.
2. Die Gewürze und den zerkleinerten Blumenkohl hinzugeben.
3. Nach 5 Minuten Tomaten fein hacken und unter das Gemüse rühren.
4. Im geschlossenen Topf bei mittlerer Hitze 15 Minuten weichgaren.
5. Den Schafskäse fein raspeln, unter das Gemüse heben und durchziehen lassen.

Wirsingrouladen mit Mandelquark (Bild Seite 182)

8 große Wirsingblätter
250 g Reis
1 Bund frischer Thymian
$^1/_2$ Bund glatte Petersilie
Salz

$^1/_2$ Bund frischer Basilikum
250 g Quark
100 g Mandeln
1 MS Garam-Masala

1. Den Reis mit abgezupften Thymianblättern, Garam-Masala und etwas Salz weichkochen. Abkühlen lassen.
2. Die Wirsingblätter gut waschen und weich garen.
3. Die Mandeln fein mahlen, Basilikum, Petersilie fein hacken und alles mit dem Quark mischen.
4. Die Quarkfüllung in die Wirsingblätter geben und diese zu Rouladen rollen.
5. Die Wirsingrouladen vorsichtig in einen großen Topf mit etwas Wasser (oder Einsatz) legen und 5–7 Minuten dämpfen.

■ Schmeckt sehr gut zu roten Reisbällchen und Raita.

Spinat-Auberginen-Tomaten-Auflauf

3 Auberginen
300 g Blattspinat, blanchiert
2 Fleischtomaten
1 rote Zwiebel

200 g Schafskäse
2 TL Thymian
frischer Basilikum
Pfeffer, Salz

1. Auberginen in dünne Scheiben schneiden und 10 Minuten in Salzwasser einlegen.
2. Mit der Hälfte des Spinats den Boden der Auflaufform bedecken. Darüber die Hälfte der Auberginenscheiben schichten.
3. Schafskäse zerbröseln, mit 1 TL Thymian und etwas Salz würzen und über das Gemüse geben.
4. Darüber eine Schicht mit dem restlichen Spinat und eine Schicht mit den Auberginenscheiben schichten.
5. Fleischtomaten in Scheiben und Zwiebeln in feine Ringe schneiden, mit frischem Basilikum, 1 TL Thymian, Salz und Pfeffer würzen und über das Gemüse geben.
6. Im vorgeheizten Backofen bei 200 Grad C 45 Minuten backen. Falls die Tomaten zu braun werden, mit Backpapier abdecken.

Okra-Gemüse

1 EL Ghee
1 Gemüsezwiebel
4 Tomaten
750 g Okra
1 Scheibe frischer Ingwer
1/2 TL Koriander, gem.
1 TL Curry
2 EL Olivenöl

2 TL Oregano
1 MS Cayenne-Pfeffer
1/2 TL Garam-Masala
2 Knoblauchzehen
frischer Koriander
Salz
Zitronensaft

1. Ghee erhitzen. Die Gemüsezwiebel und Tomaten in Würfel schneiden und mit Knoblauch, Kräutern und Gewürzen andünsten.

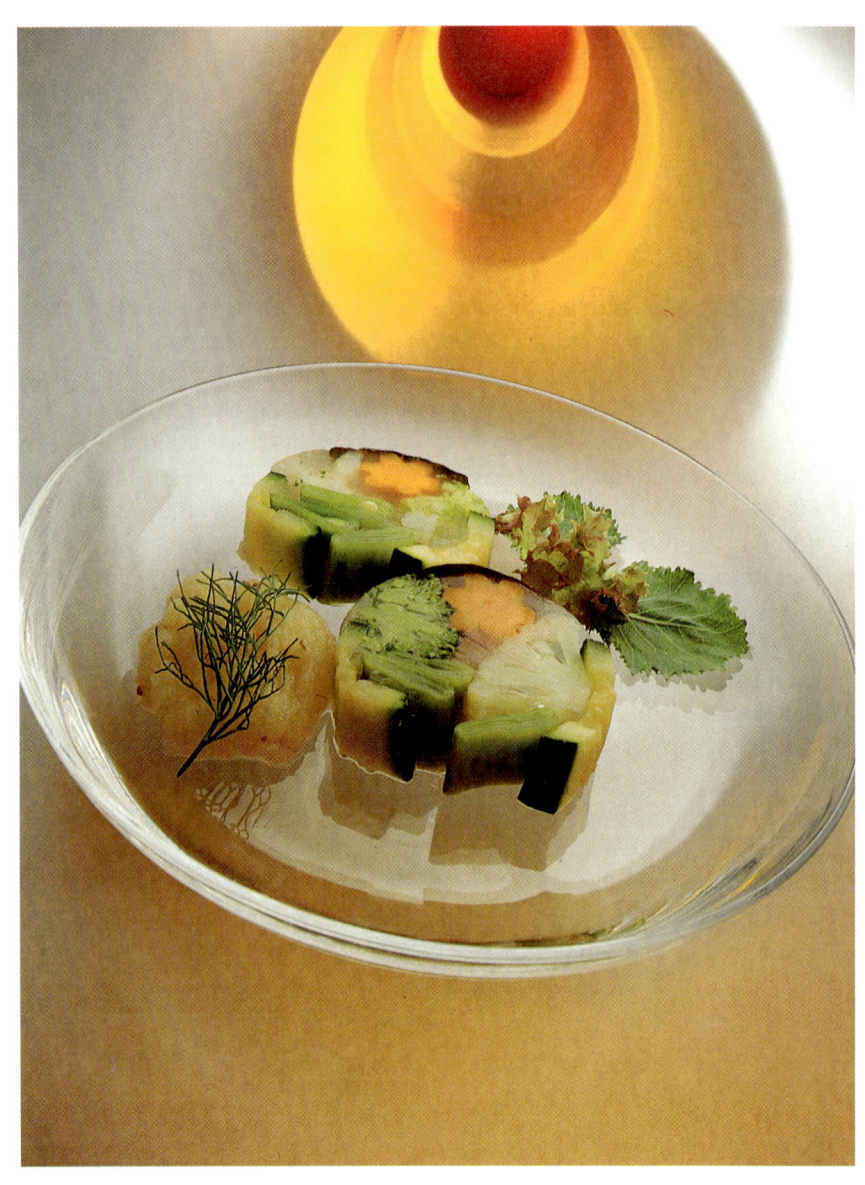

Gemüseterrine mit Kohlrabi-Dip

2. Die geputzten Okras (beide Enden abschneiden) hinzugeben und im geschlossenen Topf ca. 35 Minuten bei mittlerer Hitze garen.
3. Mit Salz, etwas Zitronensaft und frischem Koriander abschmecken. Noch 5 Minuten bei geschlossenem Deckel durchziehen lassen.
4. Etwas Olivenöl unterrühren.

Gemüseterrine mit Kohlrabi-Dip

2 l Wasser
Suppengemüse (zum Beispiel
Karotten, Sellerie+Blätter,
Kohlrabi+Blätter, Zwiebeln+
Schalen, Blumenkohlgrün)
2 TL Salz

1,5 EL Agar-Agar
Gemüsemischung zur Füllung
(zum Beispiel grüne Bohnen,
Karotten, Blumenkohl, Brokkoli,
Fenchel, Zucchini)

1. Einen Gemüsefond aus Wasser, Suppengemüse und Salz kochen und den Fond absieben.
2. Gemüse für die Füllung einzeln ca. 15–20 Min. in dem Gemüsefond weichkochen. Die weich gedünsteten Gemüsestücke aus dem Topf nehmen und sofort in Eiswasser legen, damit sie die Farbe behalten.
3. Das gekochte Gemüse dekorativ in Schichten in eine mit Klarsicht- folie ausgelegte Kastenform legen.
4. Gemüsefond mit Agar-Agar vermischen und aufkochen, 3 Minuten unter ständigem Rühren kochen.

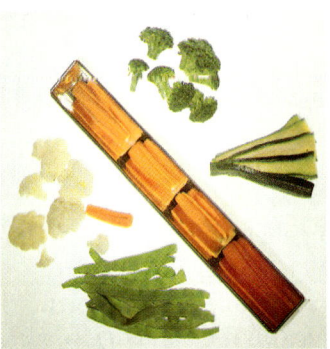 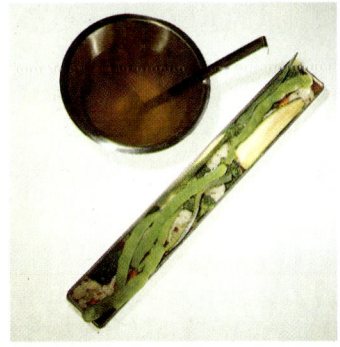

5. Fond über das Gemüse in der Form gießen und erkalten lassen.
6. Kalte Gemüseterrine auf eine Platte stürzen und in ca. 2 cm breite Scheiben schneiden.
7. Mit Kohlrabi-Dip und einigen Salatblättern dekorieren.

Kohlrabi-Dip zu Gemüseterrine:

1 Kohlrabi	$1/2$ TL Senf
150 ml Wasser	$1/2$ TL Salz
2 Knoblauchzehen, gepreßt	Saft von 1 Zitrone
$1/2$ TL Cayenne-Pfeffer	frischer Dill

1. Kohlrabi kleinschneiden und im Wasser 15 Minuten kochen.
2. Knoblauch, Gewürze, Zitronensaft und Dill hinzufügen und das Gemüse pürieren.
3. 10 Minuten stehen lassen und mit Dill dekorieren.

■ Gemüseterrine ist praktisch eine Suppe in fester Form, nur unvergleichlich dekorativer. Besonders gut paßt sie als festliche Vorspeise zu allen Fisch- und Fleischgerichten.

Gefüllte Tomaten

4 Fleischtomaten	frischer Basilikum
150 g Schafskäse oder Riccotta	Pfeffer, Salz

1. Die Tomaten oben aufschneiden und das Innere mit einem Löffel aushöhlen.
2. Käse in kleine Würfel schneiden, mit dem Tomatenfleisch, dem feingeschnittenen Basilikum, Pfeffer und Salz vermischen.
3. Die Füllung in die Tomaten geben, das Obere der Tomaten wieder aufsetzen.
4. Tomaten in einer feuerfesten Form im vorgeheizten Backofen bei 150 Grad C 25 Minuten backen (bis die Haut der Tomaten aufplatzt).

Reisbeilagen

Reis

1 ¹/₂ Tassen Reis
3 ¹/₂ Tassen Wasser

1. Den kalt gewaschenen Reis ins siedende Wasser geben und kurz aufkochen lassen.
2. Bei niedriger Temperatur 20–25 Minuten im geschlossenen Topf köcheln. Das Wasser sollte ganz in den Reis gezogen sein.

Reispulao

2 Tassen Reis
4 Tassen Wasser
2 Stangen Zimt
5–6 Kardamomkapseln

300 g frische (oder tiefgefrorene) Erbsen
¹/₂ TL Salz

1. Reis, Gewürze und Erbsen in das kochende Wasser geben und aufkochen.
2. Reis bei niedriger Temperatur und geschlossenem Deckel quellen lassen.

■ Der Reispulao kann auch mit anderen Gemüsesorten erweitert werden, zum Beispiel mit Karotten, Blumenkohl oder grünen Bohnen.

Reis-Käse-Frikadellen

500 g gekochter Parboiled-Reis
100 g Schafskäse, geraspelt
2 TL Biobine

1 TL Curry
1 TL Majoran

1. Reis, Schafskäse und die restlichen Zutaten zusammen zu einer gleichmäßigen Masse verkneten und zu Frikadellen formen.
2. Auf einem schwach gefetteten Backblech bei 195 Grad C ca. 45 Minuten backen.

Rote Reisbällchen (Bild Seite 190)

etwas Kokosmasse
4 Tassen Wasser
2 Tassen Basmatireis
1 TL Ghee
1 Zwiebel
Salz

3 Fleischtomaten
2 Knoblauchzehen
1 TL Curry
$^1\!/_2$ TL Kurkuma
1 MS Garam-Masala

1. Den Reis mit 4 Tassen Wasser weich kochen. Etwas abkühlen lassen.
2. Die Kokosmasse in etwas Ghee erhitzen, die Gewürze, gepreßten Knoblauch und Zwiebel darin andünsten. Die kleingeschnittenen Tomaten zugeben, salzen und bei geschlossenem Topf 5 Minuten köcheln lassen.
3. Den Tomaten-Gewürz-Sud unter den fertigen Reis mischen und kleine Bällchen formen.
4. Auf ein Backblech mit Backpapier legen und 30 Minuten bei 175 Grad C backen.

■ Schmeckt sehr gut mit Schafskäsesoße und Gemüse, paßt aber auch als Beilage zu Fisch und Huhn.

Desserts

Mandelcreme mit Orangenfilets

5 EL Mandeln,
eingeweicht und geschält
2 EL Cashew-Nüsse
Saft von 1 Orange

1 MS Zimt
4 Orangen
2 Joghurt

1. Mandeln und Nüsse ganz fein mahlen. Mit Orangensaft und Zimt vermengen.
2. Orangen filetieren.
3. Auf Desserttellern je $1/2$ Joghurt verteilen, die Filetscheiben kreisförmig anordnen und mit 1 EL Mandelcreme in der Mitte dekorieren.

Nuß-Creme (pro Person)

pro Person

2 EL Sonnenblumenkerne,
eingeweicht
1 EL Cashew-Nüsse
1 EL Mandeln,
eingeweicht und geschält
1 EL Haselnüsse

Saft von $1/2$ Mandarine
1 MS Bourbon-Vanille
1 MS Kardamom
1 MS Zimt
4 EL Joghurt

1. Nüsse ganz fein mahlen.
2. Mit Vanille, Zimt, Mandarinensaft und Joghurt vermischen.
   Die Creme kann gut zu saurem Obst und Joghurt gereicht werden.

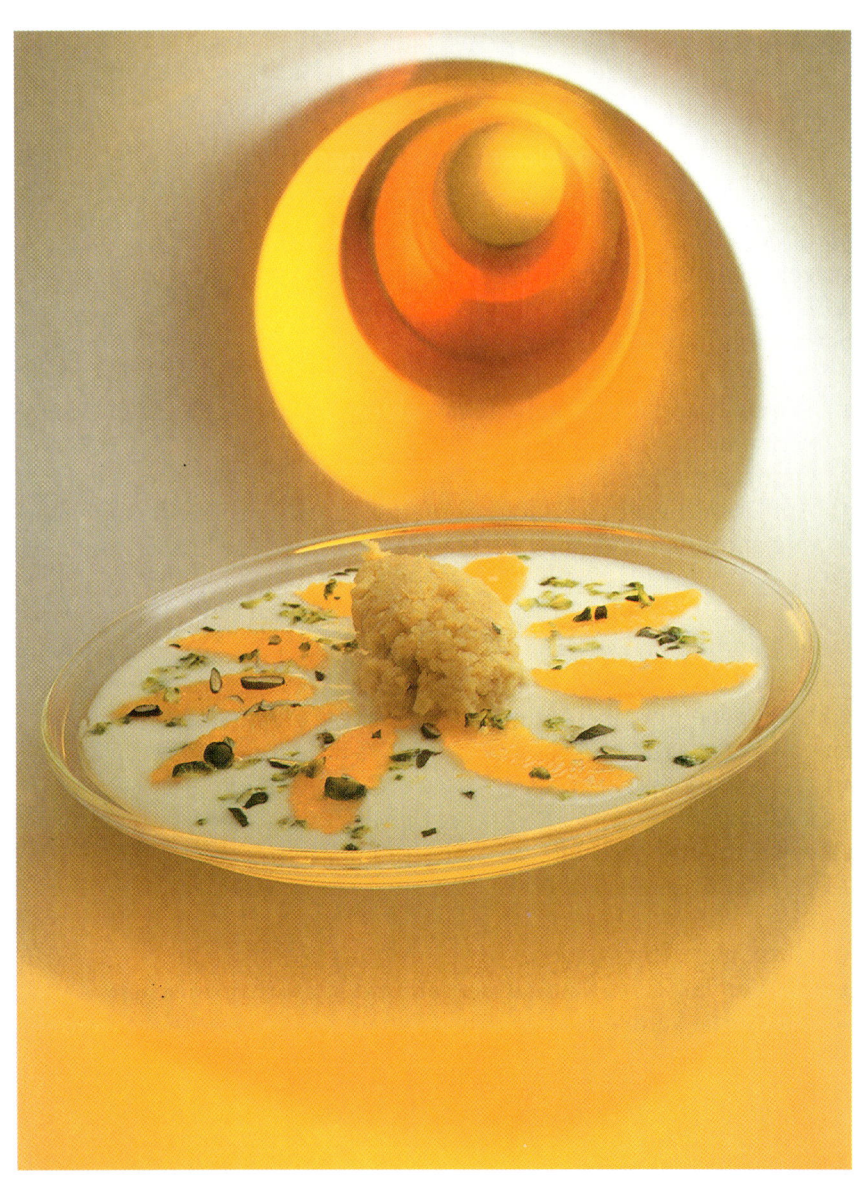

Mandelcreme mit Orangenfilets

Erdbeer-Quark

500 g Erdbeeren
1 Boskop-Apfel
1 TL Bourbon-Vanille
2 EL Kokosflocken oder Kokossahne

1 MS Zimt
1 MS Kardamom
200 g Quark

1. Erdbeeren in kleine Stücke schneiden.
2. Apfel fein reiben.
3. Erdbeeren, Apfel, Gewürze, Kokosnuß und Quark miteinander verrühren.

Bunter Obstsalat mit Joghurt und Nüssen

3 Orangen
250 g Erdbeeren
1 Boskop-Apfel
2 EL Mandeln,
eingeweicht und geschält
2 EL Sonnenblumenkerne,
eingeweicht

3 EL Kokosraspeln
1 EL Haselnüsse
400 g Joghurt
6 EL Ananas Dicksaft
$1/2$ TL Bourbon-Vanille
$1/2$ TL Zimt
frische Minze

1. Orangen schälen und in kleine Stücke schneiden, die Erdbeeren vierteln.
2. Den Apfel schälen und raspeln.
3. Die Nüsse grob zerhacken.
4. Den Joghurt mit dem Ananas Dicksaft, den Kokosflocken und Vanille und Zimt verrühren und das Obst und die gehackten Nüsse hineinrühren.
5. Obstsalat mit Erdbeerscheiben und frischer Minze dekorieren.

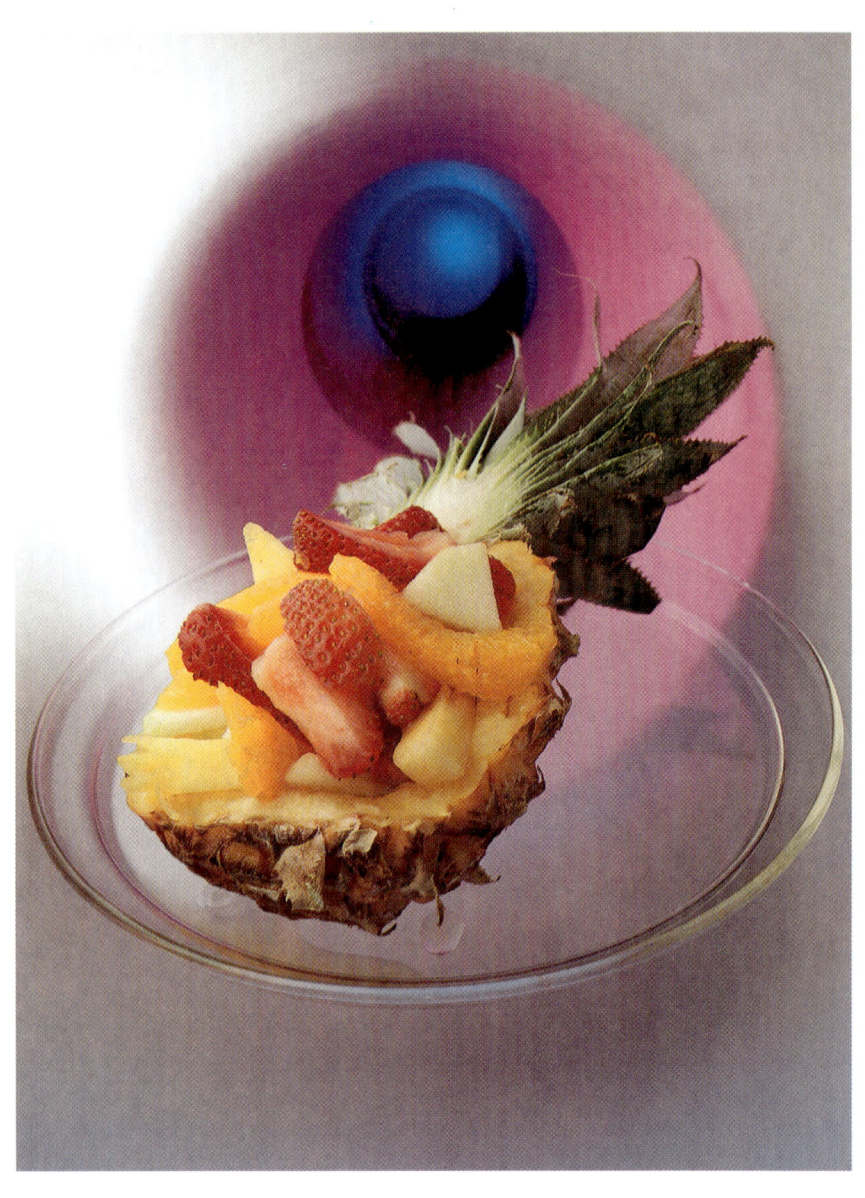

Gefüllte Ananas

Orangen-Grapefruit-Filets mit Minzblättern

4 Orangen

2 Rosé Grapefruit

1 MS Kardamom

Minze

1. Orangen und Grapefruit filetieren.
2. Ein wenig Saft mit Kardamom mischen und über die auf Tellern arrangierten Filets träufeln.
3. Mit frischer Minze dekorieren.

■ Saures Obst ist für viele Stoffwechseltypen oft besser vor dem Essen zu verwerten, da es so den natürlichen Verdauungsvorgang bei proteinreichen Speisen unterstützt. Besonders bei Gerichten mit Käse, Ei, Fisch und Fleisch empfehle ich Zitrusfrüchte eher als Vorspeise.

Gefüllte Ananas

2 kleine Ananas (oder 4 Babyananas)

350 g Erdbeeren

2 Orangen

1 MS Bourbon-Vanille

150 g Joghurt

2 EL Pinienkerne

1. Jede Ananas mit einem großen Messer längs durch den Blattschopf hindurch halbieren. Die Rundung begradigen, damit die Ananashälfte beim Servieren nicht umkippt.
2. Mit einem kleinen scharfen Messer den harten Strunk aus der Mitte entfernen.
3. Das Fruchtfleisch herauslösen und in Würfel schneiden.
4. Erdbeeren gründlich waschen, abtropfen lassen und vierteln.
5. Orangen schälen und ebenfalls in kleine Stückchen schneiden.
6. Bourbon-Vanille und Joghurt hinzugeben und mit den Früchten mischen. 10 Minuten durchziehen lassen. Dann in die ausgehöhlten Ananashälften füllen mit ein paar Pinienkernen bestreuen und servieren.

■ Wenn Sie diesen dekorativen Nachtisch zu Fisch- und Fleischgerichten kombinieren wollen, so lassen Sie das Joghurt und die Pinienkerne weg. Bei einem erhöhtem Pitta bitte nur wenig saure Früchte essen.

Fisch

Frischer Fisch ist für manche Stoffwechseltypen eine wertvolle Ergänzung im ayurvedischen Speiseplan. Achten Sie darauf, daß der Fisch immer von guter Qualität ist und Sie ihn nicht übergaren. Wenn Sie den Gargrad Ihres Fisches prüfen wollen, so achten Sie darauf, daß er unmittelbar bevor er fertig ist, an seiner dicksten Stelle noch fest an den Gräten sitzt, aber die Fettflosse am Rücken des Fisches leicht zu entfernen ist. Bei einem richtig gegarten Fisch läßt sich das Fleisch leicht mit einer Gabel zerflücken ohne zu verfallen, und die Fischaugen sind getrübt.

Indisches Fischragout

1 große Fleischtomate, gewürfelt
1 Zwiebel, gehackt
1 scharfe Peperoni, in schmale
Streifen geschnitten
2 Knoblauchzehen, in dünne
Scheiben geschnitten
1–2 TL Butterfett
1 gestr. TL Senfkörner
1/4 TL Bockshornkleesamen

1 MS Kurkuma
1 MS gem. Kreuzkümmel
1 TL Salz
frisch gemahlener Pfeffer
800 g Fischfilet (zum Beispiel
Rotbarsch oder Kabeljau, möglich
ist auch eine Hälfte Lachsfilet),
in breite Streifen geschnitten

1. Butterfett zerlassen, Zwiebeln glasig dünsten. Gewürze und Salz hinzufügen und kurz mitdünsten.
2. Tomaten hineingeben und im offenen Topf einmal aufkochen lassen.
3. Fisch dazugeben, bei niedriger Temperatur ca. 15 Minuten garen. Mit Salz und Zitronensaft abschmecken.

Salat und Reis dazu reichen.

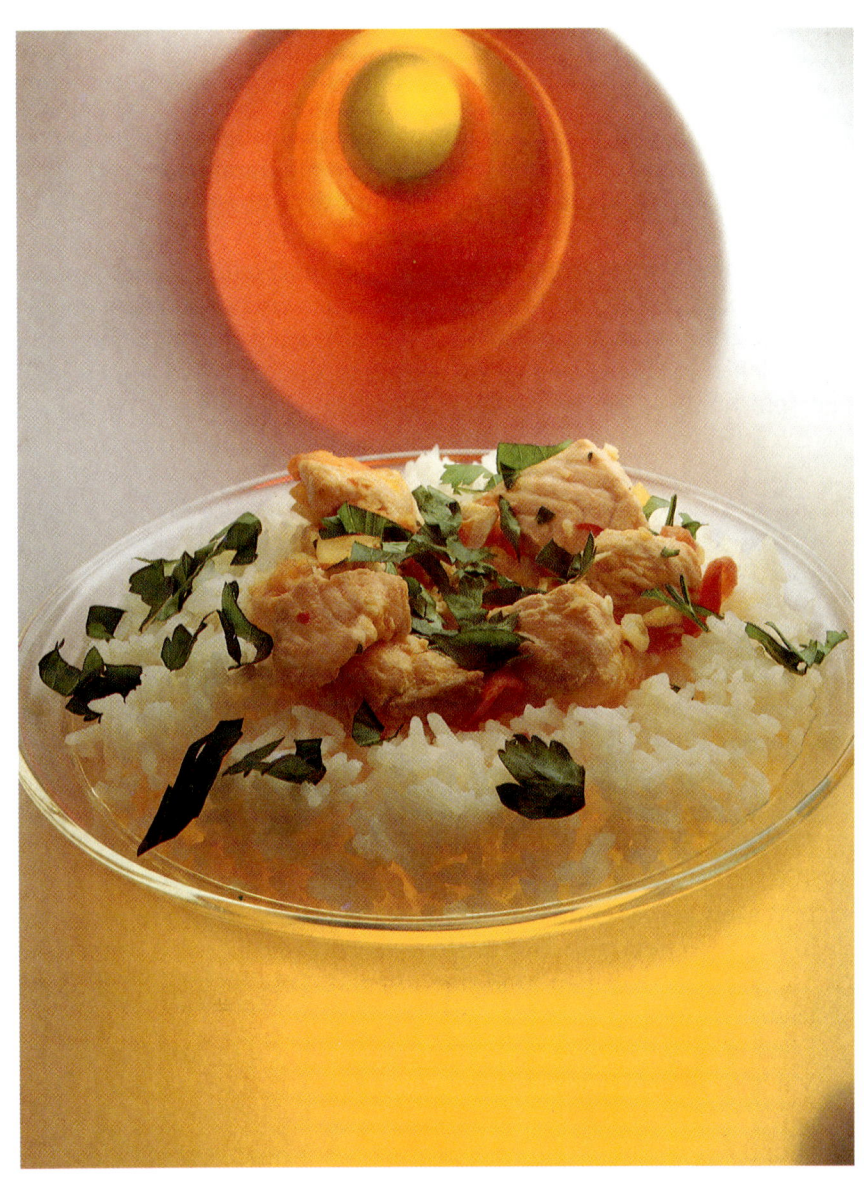

Fischragout indisch

Lachs auf Gemüsebett

4 Tomaten
2–3 Stangen Lauch
2 Zucchini
2 rote Paprika
1 TL schwarze Senfsamen, ganz
1/2 TL Koriander
Zitronensaft

1/2 TL Curry
1/2 TL Paprika, scharf
1/2 TL Salbei
Pfeffer, Salz
1 Knoblauchzehe, gepreßt
Lachs (ca. 150 g pro Person)

1. Die Tomaten vierteln, salzen und in einer großen Pfanne andünsten.
2. Senfsamen, Koriander, Curry, Paprika scharf und Salbei zu dem Tomatensud geben und 2 Minuten mitköcheln lassen.
3. Lauch, Zucchini und Paprika in ca. 1 cm breite Streifen schneiden und zu den Tomaten geben.
4. Bei geschlossenem Deckel und mittlerer Hitze ca. 15 Minuten garen, dann den Fisch auf das Gemüsebett legen.
5. Knoblauch auf dem Fisch verteilen und im geschlossenen Topf 15–20 Minuten (je nach Größe des Fisches) dünsten.
6. Vor dem Servieren etwas Zitronensaft über den Fisch träufeln.

Gegrillter Seehecht

2 Zwiebeln
2 Knoblauchzehen, gepreßt
5 Tomaten
300 g Champignons

1/2 TL Rosmarin
1 TL Basilikum
Pfeffer, Salz
Seehechtsteak
(pro Person ca. 150 g)

1. In Ringe geschnittene Zwiebeln und Knoblauch in etwas Wasser andünsten.
2. Drei Tomaten und Pilze in breite Scheiben schneiden, mit etwas Salz und Rosmarin unter die Zwiebeln mischen und 10 Minuten garen.

3. Das Gemüse in eine feuerfeste Form füllen und darauf die Fisch-
   steaks legen.
4. Basilikum und Pfeffer über den Fisch streuen und im vorgeheizten
   Backofen bei 150 Grad C gar grillen.

Huhn

Indische Hähnchenschenkel

4 Personen

1–2 scharfe grüne Peperoni,
entkernt und in schmale Streifen
geschnitten
1 Stück frische Ingwerwurzel,
schälen und in Scheiben schneiden
4–6 Knoblauchzehen,
grob schneiden
1 Zwiebel fein würfeln

$^1/_2$ gestr. TL Kurkuma
1 MS gem. Kreuzkümmel
1 TL Salz
gem. Pfeffer
Obstessig
4 frische Hähnchenschenkel
1–2 TL Butterfett

1. Die ersten drei Zutaten mit wenig Wasser fein pürieren.
2. Butterfett zerlassen, Zwiebeln glasig dünsten. Salz und Gewürze
   dazugeben und ganz kurz mitdünsten.
3. Hähnchenschenkel nebeneinander in den Topf legen und so viel
   Wasser hinzufügen, daß sie zu zwei Dritteln bedeckt sind. Ca. 40
   Minuten bei niedriger Temperatur garen, bis sich das Fleisch leicht
   von den Knochen lösen läßt.
4. Hähnchenschenkel herausnehmen, Haut abziehen, das Fleisch von
   den Knochen lösen und grob zerkleinern.
5. Die Soße mit Obstessig und Salz abschmecken, Hähnchenfleisch
   wieder dazugeben und noch 10 Minuten durchziehen lassen.

Dazu Salat und Reis servieren.

Knoblauch-Huhn vom Blech

4 Personen

800 g Hähnchenschenkel
8–10 Knoblauchzehen
1 frische rote Chilischote
3 mittelgroße grüne Paprikaschoten

1 kleiner Zweig Rosmarin
Salz
2 TL Butterfett

1. Hähnchenschenkel waschen, trockentupfen, auf ein mit Butterfett eingeriebenes Backblech legen.
2. Knoblauch schälen, eine Zehe fein hacken. Chilischote aufritzen, entkernen, in feine Ringe schneiden.
3. Gehackten Knoblauch, Chili, 1 EL Rosmarinnadeln, Salz und zerlassenes Butterfett verrühren. Die Hähnchenschenkel damit bestreichen.
4. Übrige Knoblauchzehen auf dem Blech verteilen. Bei 200 Grad C ca. 20 Minuten braten.
5. Paprika putzen, waschen und in breite Streifen schneiden. Mit dem restlichen Rosmarin zwischen den Hähnchenschenkeln verteilen, weitere 25 Minuten braten.

Dazu Salat und Reis servieren.

Rezeptregister

Über das Mahindra-Institut:

Das Mahindra-Institut ist eine gemeinnützig arbeitende Gesellschaft für ganzheitliche Gesundheit und Bildung und befindet sich am Rande eines kleinen Dorfes im Vogelsberg. Hier lebt und arbeitet Kerstin Rosenberg zusammen mit Ihrem Mann und zwei Kindern, sowie einer kleinen Gemeinschaft von Menschen. Umgeben von Feldern und Wiesen, Wäldern und kleinen Seen ist das Seminar- und Weiterbildungszentrum ein Ort der Erholung und Neuorientierung für viele Menschen. Das Institut bietet dort regelmäßig eine Vielzahl von Seminaren über Ayurveda, Ernährung, Yoga, Meditation und Lebensschulung aber auch Kuren und Kochkurse an.

Seit 1994 bietet das Mahindra-Institut nun weltweit die erste ganzheitliche Ausbildung zum Ayurveda Ernährungs- und Gesundheitsberater an. Das einjährige, berufsbegleitende Studium verbindet die altindische Heillehre des Ayurveda mit den neusten ernährungswissenschaftlichen Erkenntnissen. Es vermittelt neben den notwendigen Kenntnissen in Anatomie, Physiologie, Biochemie, Ernährungslehre, Stoffwechselkunde und angewandter Psychologie ein grundlegendes Wissen über das Weltbild des Ayurveda und ihre praktische Anwendung.

Das Ausbildungsteam unter der Leitung von Kerstin Dorés Rosenberg setzt sich aus qualifizierten und anerkannten Fachdozenten aus den Bereichen der Medizin und Ernährungswissenschaft zusammen. Die Dozenten haben sich zum Ziel gesetzt, nicht nur heilbringendes Fachwissen zu vermitteln, sondern allen Teilnehmern durch die lebendigen Erfahrungen mit sich selbst, eine neue Lebens- und Berufsperspektive zu schenken. Mit dem erworbenen Wissen können Sie als selbstständige Ernährungsberaterin bzw. als selbstständiger Berater, Menschen in eigener Praxis oder in Kursen individuell beraten und helfen.

Weitere Informationen zu den folgenden Themen und Seminaren können bei Interesse beim Mahindra-Institut angefordert werden:

- Seminare, Meditation-Retreats und Fasten-Kuren sowie Mahindra-Ayurveda Kochkurse
- Ausbildung zum Ayurveda-Ernährungsberater und Dipl. Yogalehrer bzw. Yoga-Grundkurs-Übungsleiter
- Urlaubsseminare mit Yoga, Meditation und ayurvedischer Ernährung im In- und Ausland.

Eine Adressenliste aller Mahindra Yoga-Zentren und Ernährungsinstitute, sowie den praktizierenden Mahindra-Ayurveda-Ernährungsberatern erhalten Sie jederzeit gegen Einsendung eines frankierten Rückumschlags (A5).

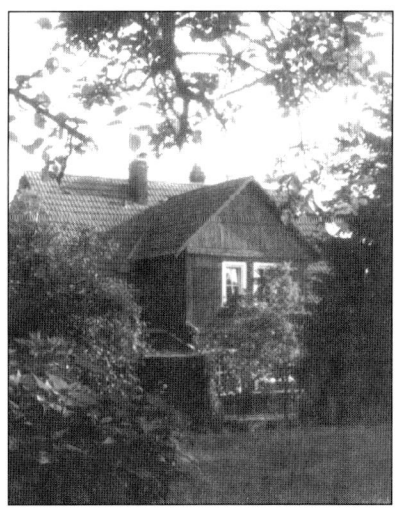

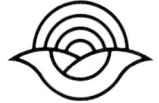

Mahindra-Institut
gemeinnützige Gesellschaft für ganzheitliche Gesundheit und Bildung .
Forsthausstraße 6
63633 Birstein-Obersotzbach
Telefon 06054-1510
Telefax 06054-6502

Dr. Wilfried Weustenfeld

Zauberkräuter von A – Z

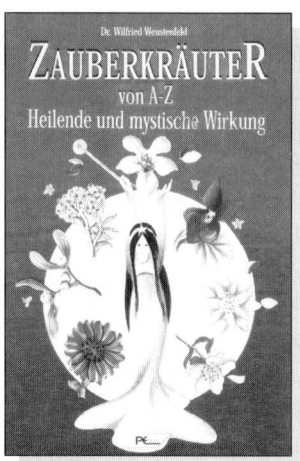

kart. Ausgabe, ca. 112 Seiten
ISBN 3-8138-0371-6

Heilende und mystische Wirkung

Der Mensch steht seit Generationen mit der Welt der Pflanzen in einer engen Lebensgemeinschaft. Seit jeher nutzt er ihre Heil- und Wirkkräfte zur Behandlung von Krankheiten und Leiden, aber auch als Mittel gegen Ängste und seelische Nöte und bei der Suche nach der Erfüllung seiner Lebenswünsche. In diesem handlichen Nachschlagewerk hat der Autor die wichtigsten Wunderpflanzen und Zauberkräuter – von A wie Alant bis Z wie Zaunrübe –, nebst ihrer Bedeutung als Arzneipflanzen, transparent gemacht. Er überprüfte sie in ihrer kulturhistorischen Bedeutung anhand vieler Quellen und zeigt damit, daß Erkenntnisse und Erfahrungen unserer Vorfahren mit den natürlichen und übernatürlichen Kräften der Zauberkräuter einen Wissensschatz darstellen, der uns auch – und gerade – heute im sogenannten technischen Zeitalter noch viel zu sagen hat.

Bücher aus dem Peter-Erd-Programm finden Sie überall im Buchhandel.
Fordern Sie das kostenlose Gesamtverzeichnis an bei:
Verlag Peter Erd · Gaißacher Straße 18 · 81371 München
Telefon (0 89) 7 25 30 04 · Fax (0 89) 7 25 01 41

Dr. John Lubecki

Heile Dich selbst
mit dem Muskeltest

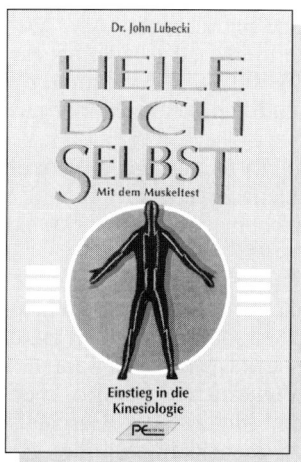

249 Seiten, kartoniert
ISBN 3-8138-0349-X

Einstieg in die Kinesiologie

So bleibt Ihr Körper fit und gesund: Erkennen Sie selbst, lange bevor Schmerzen oder Symptome auftreten, ob Ihrem Körper etwas fehlt! Entdecken Sie bereits in einem außerordentlich frühen Stadium mögliche Mangelerscheinungen und Funktionsstörungen mit Hilfe des »Muskeltests«!

Denn: Die Vorgänge im Menschen spiegeln sich im Funktionszustand der Muskeln wider. Daher wurde der Muskeltest zu einem einfachen Testsystem, mit dem Sie – ohne Hilfe von technischen Apparaten! – Ihre Gesundheit überprüfen können.

Diese einzigartige Methode, vorbeugende Maßnahmen sowie Anleitungen zur Selbstheilung verrät Ihnen Dr. Lubecki in »Heile Dich selbst mit dem Muskeltest«.

Bücher aus dem Peter-Erd-Programm finden Sie überall im Buchhandel.
Fordern Sie das kostenlose Gesamtverzeichnis an bei:
Verlag Peter Erd · Gaißacher Straße 18 · 81371 München
Telefon (0 89) 7 25 30 04 · Fax (0 89) 7 25 01 41

Brigitte Astrid Gärtner-Hüsler

Das Pendel –
Hilfe für die Partnerschaft

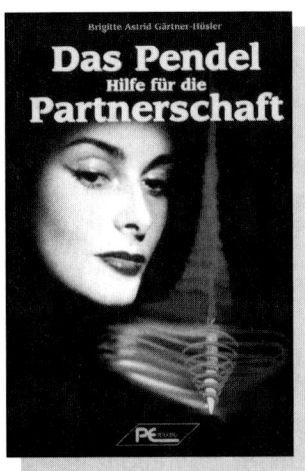

kart. Ausgabe, ca. 160 Seiten
ISBN 3-8138-0366-x

Alleine zu sein ist schön. Aber auch eine Partnerschaft ist toll, abgesehen von manchem Kleinkrieg, der zwischendurch schon einmal ausbricht.
Wichtig ist es für beide Partner, stets eigene Ziele anzustreben und zu erreichen. So ist zum Beispiel Selbstverwirklichung ein Ziel für viele, das manchmal inmitten der Familie, den täglichen Pflichten, den Alltagssorgen und dem Beruf wie ein leckes Schiff mit Mann und Maus untergeht. Familie oder Karriere, Mutter oder Geschäftsfrau, Entscheidungen, die das Leben über Jahre hinweg prägen. Wo immer wir uns entscheiden müssen, da schreien auch fast gleichzeitig zwei Seelen aus unserer Brust. In all diesen Fragen leistet das Buch »Das Pendel – Hilfe für die Partnerschaft« einen unersetzbaren Dienst. Es zeigt, was für uns wirklich wichtig ist, aber auch, was der Partner braucht, um glücklich zu sein. Das Pendel eröffnet in der Partnerschaft eine ganz neue Perspektive und Sichtweise, die für das gegenseitige Verständnis so notwendig ist. Mit Hilfe des Pendels erkennen Sie nicht nur Ihre Ängste, Zweifel, Hoffnungen und Wünsche, sondern auch die des Partners. Denn zu zweit geht's besser, aber nur, wenn am gleichen Ende des Stricks gezogen wird!

Bücher aus dem Peter-Erd-Programm finden Sie überall im Buchhandel. Fordern Sie das kostenlose Gesamtverzeichnis an bei: Verlag Peter Erd · Gaißacher Straße 18 · 81371 München Telefon (089) 72530 04 · Fax (089) 7250141

Elisabeth Lückheide

Ich habe mir einen Olivenbaum versprochen

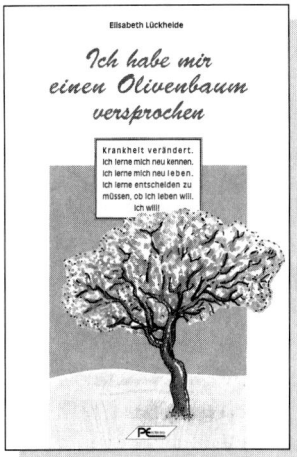

Elisabeth Lückheide

Ich habe mir einen Olivenbaum versprochen

Krankheit verändert.
Ich lerne mich neu kennen.
Ich lerne mich neu leben.
Ich lerne entscheiden zu müssen, ob ich leben will.
Ich will!

gebunden, 160 Seiten
ISBN 3-8138-0368-6

Ein wertvolles Buch voller Lebensfreude und Begeisterung: Die Lebensgeschichte einer erfolgreichen Produktmanagerin, die zweimal in ihrem Leben an Krebs erkrankte. Sie beschreibt ihren Weg – ihren Kampf –, die Krankheit zu besiegen, betrachtet den Krebs als Chance, als Möglichkeit eines Neubeginns. Deshalb legt sie eine Berufspause ein, weil man nicht an »zwei Fronten« gleichzeitig kämpfen kann, und widmet sich ganz der Wiederherstellung ihrer Gesundheit.
Welchen Weg ist sie gegangen?
Sie nahm die ihr gebotenen medizinischen Maßnahmen an, stellte ihre Ernährung um, lebte bewußt und ohne Streß.

Als sie erkannte, daß jede Krankheit auch seelische Ursachen hat, wählte sie als »Therapie« für die Seele den »Weg nach innen«.
So hatte sie gute Erfolge mit Reiki, Aura Soma, Bachblüten, Edelsteinen und ganz besonders mit der Macht positiver Gedanken (Mentaltraining) und mit Yoga. Alle Maßnahmen zusammengenommen wirkten wie ein Zahnrad, sie führten zum Erfolg zur Auflösung des Krebses und zu einem höheren Bewußtsein.
Was ist ihre persönliche Botschaft?
»Alles, was wir brauchen, liegt in uns. Nicht andere können uns heilen – das können nur wir selbst!«

Bücher aus dem Peter-Erd-Programm finden Sie überall im Buchhandel.
Fordern Sie das kostenlose Gesamtverzeichnis an bei:
Verlag Peter Erd · Gaißacher Straße 18 · 81371 München
Telefon (0 89) 7 25 30 04 · Fax (0 89) 7 25 01 41

Edith Günther, Michèle Woeller, Horst H. Günther

Fit mit Reiki

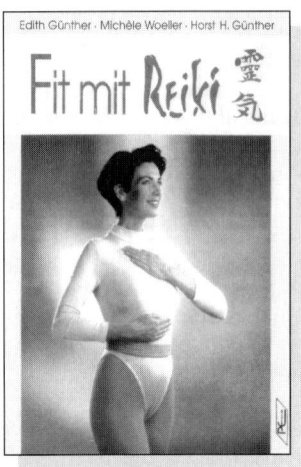

kart. Ausgabe, 220 Seiten
ISBN 3-8138-0367-8

Im Vergleich zu anderen Reiki-Büchern ist dieses Buch ein sehr praktischer Ratgeber für die Selbstheilung und Vorbeugung von Krankheiten – ganz speziell für alle Menschen in unserem heutigen, streßigen Alltag!
Es werden sowohl der psychische als auch der physische Bereich des Menschen angesprochen: mit Reiki den Streß abbauen, Suchtbewältigung, Schönheit und Vitalität, Aufbau des Selbstwertgefühls, positive Ausstrahlung, seelische Ausgeglichenheit, Partnerschaft, Reiki im Biorhythmus des Menschen, qualitative Verbesserung unserer Ernährung, der Einsatz von Reiki im körperlichen Bereich. Auch wird der Leser durch Anleitungen dazu geführt, selbst eine eigene Reiki-Behandlung durchzuführen.
Begleitend zum Buch erscheint – in separater Ausgabe – eine Meditationskassette (mit Musikuntermalung): »Die Reiki-Selbstbehandlung«. Somit ist dieses neue Reiki-Buch auch eine Lektüre zur aktiven Lebenshilfe.

Bücher aus dem Peter-Erd-Programm finden Sie überall im Buchhandel. Fordern Sie das kostenlose Gesamtverzeichnis an bei:
Verlag Peter Erd · Gaißacher Straße 18 · 81371 München
Telefon (0 89) 7 25 30 04 · Fax (0 89) 7 25 01 41

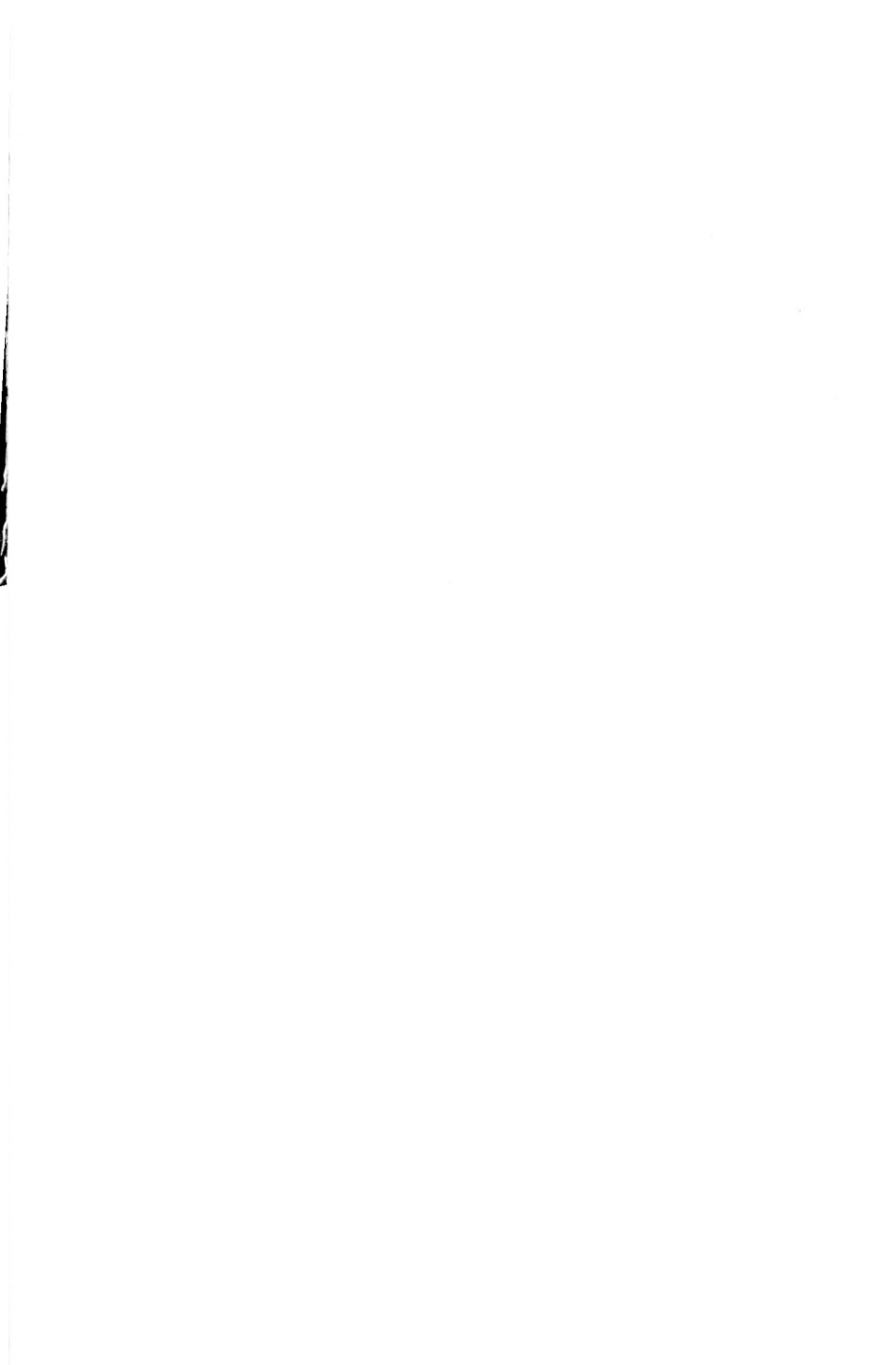